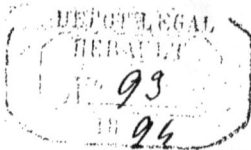

CONTRIBUTION A L'ÉTUDE

DU TRAITEMENT

. DES

FIÈVRES INTERMITTENTES

PAR LE

BLEU DE MÉTHYLÈNE

PAR

Le Docteur F. SIGUAN

Médecin des Douanes, et de la Compagnie P.-L.-M.

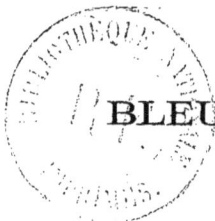

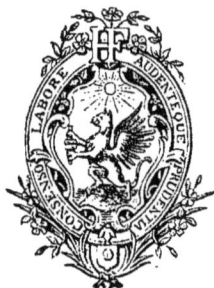

MONTPELLIER
IMPRIMERIE CENTRALE DU MIDI
(HAMELIN FRÈRES)

—

1894

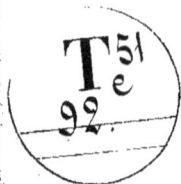

CONTRIBUTION A L'ÉTUDE

DU TRAITEMENT

DES

FIÈVRES INTERMITTENTES

PAR LE

BLEU DE MÉTHYLÈNE

CONTRIBUTION A L'ÉTUDE

DU TRAITEMENT

DES

FIÈVRES INTERMITTENTES

PAR LE

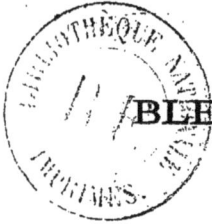

BLEU DE MÉTHYLÈNE

PAR

Le Docteur F. SIGUAN

Médecin des Douanes, et de la Compagnie P.-L.-M.

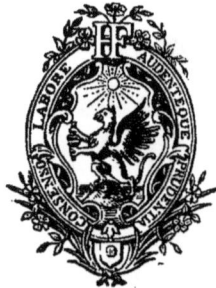

MONTPELLIER

IMPRIMERIE CENTRALE DU MIDI

(HAMELIN FRÈRES)

—

1894

C.

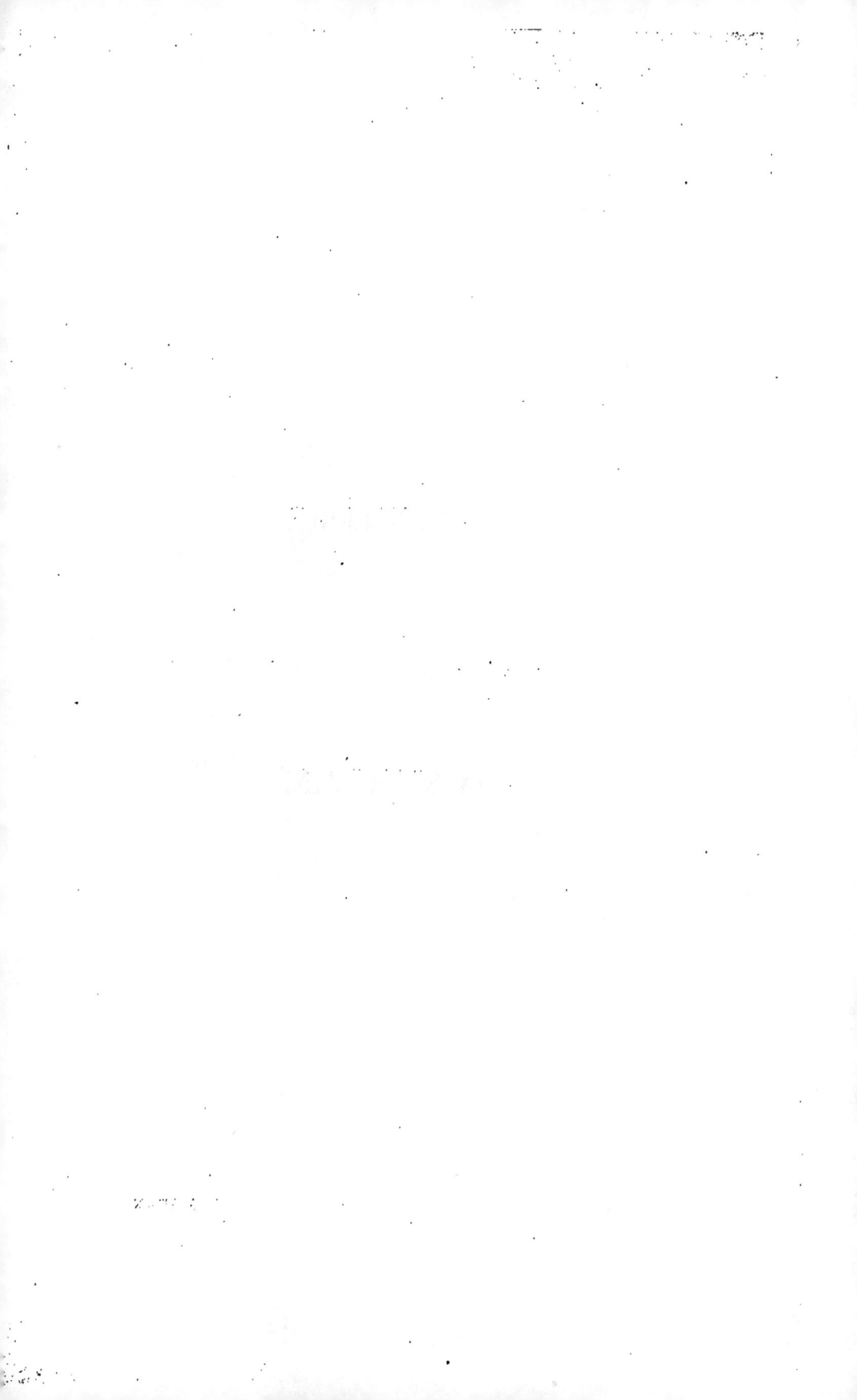

A MON PÈRE

A MA SŒUR AINÉE

F. SIGUAN.

AVANT-PROPOS

Les agents dont dispose la thérapeutique ne sauraient être trop nombreux d'une façon générale. C'est là une vérité parfaitement reconnue et admise pour la plupart des maladies. Les manifestations de l'impaludisme semblent échapper cependant à cette loi générale puisque nous possédons un spécifique précieux, constitué par le quinquina et le plus actif de tous ses alcaloïdes, la quinine. Il n'en est rien, cependant. En effet, il est des cas rares, nous le reconnaissons sans peine, où la quinine reste impuissante, ou bien dans lesquels elle ne peut être tolérée. Force est donc, en pareille occurrence, d'avoir recours à un succédané du médicament spécifique.

Ces succédanés sont nombreux, car de tout temps les thérapeutes, préoccupés du prix toujours croissant des quinquinas et de leur disparition possible, ont dirigé leurs recherches dans ce sens spécial. Leur valeur, admise par les uns, a été rejetée par les autres; aussi n'entrerons-nous pas dans cette discussion sans fin. Nous nous contenterons dans ce modeste travail, que nous soumettons à la bienveillante appréciation de nos Juges, d'étudier un seul de ces nombreux succédanés, le dernier qui ait été proposé et étudié, le *bleu de méthylène*.

Le bleu de méthylène a été jugé de façons bien diverses

par les thérapeutes qui ont eu recours à ce médicament. Néanmoins, en nous fondant sur les expérimentations de nos devanciers, autant que sur un petit nombre d'observations que quelques-uns de nos maîtres ont eu l'obligeance de nous communiquer, nous nous efforcerons de faire ressortir les conséquences pratiques qui se dégagent des faits, et nous serons arrivé à nos fins si nous avons réussi à mettre en lumière quelques-uns des cas où le médecin peut trouver un auxiliaire dans ce médicament nouveau.

Voici quel sera le plan général que nous suivrons dans la rédaction de ce travail.

Nous commencerons par donner un exposé détaillé de la question au point de vue historique, puis nous indiquerons en quelques pages tout ce qui a trait à l'histoire chimique du corps que nous étudions. Nous continuerons ensuite par l'étude de ses propriétés physiologiques. Nous passerons enfin au côté thérapeutique, que nous détaillerons longuement, et que nous ferons suivre des observations qui nous ont servi à rédiger ce travail.

L'idée première de cette thèse appartient à M. le professeur Carrieu, qui a bien voulu attirer notre attention sur le médicament nouveau, qu'il a expérimenté dans son service de clinique, à l'hôpital suburbain de Montpellier. Nous le remercions vivement de cette marque d'attention qu'il nous a témoignée. Toute notre reconnaissance lui est également acquise pour l'honneur qu'il nous a fait en acceptant la présidence de notre thèse.

Nous adressons aussi tous nos remerciements à tous nos maîtres de la Faculté de Montpellier, qui nous ont témoigné leur bienveillance en maintes circonstances.

Nous devons des remerciements tout particuliers à M. Boinet, professeur agrégé des Facultés de médecine, médecin des hôpitaux et professeur à l'École de médecine de Marseille, qui a eu l'extrême obligeance de nous communiquer plusieurs observations des plus intéressantes et des plus probantes. Nous avons fait d'ailleurs de larges emprunts aux publications de M. Boinet sur la question que nous étudions, et nous devons faire ressortir, d'ores et déjà, que cet éminent professeur a préconisé le premier en France l'emploi du bleu de méthylène dans l'impaludisme.

Nous n'aurions garde aussi d'oublier, dans nos remerciements, M. le docteur Laget, professeur à l'École de Marseille, dans le service duquel ont été recueillies plusieurs de nos observations.

Nous adressons également des remerciements à M. Isoard, interne des hôpitaux de Marseille, qui nous a communiqué directement plusieurs observations recueillies dans le service de M. le professeur Laget.

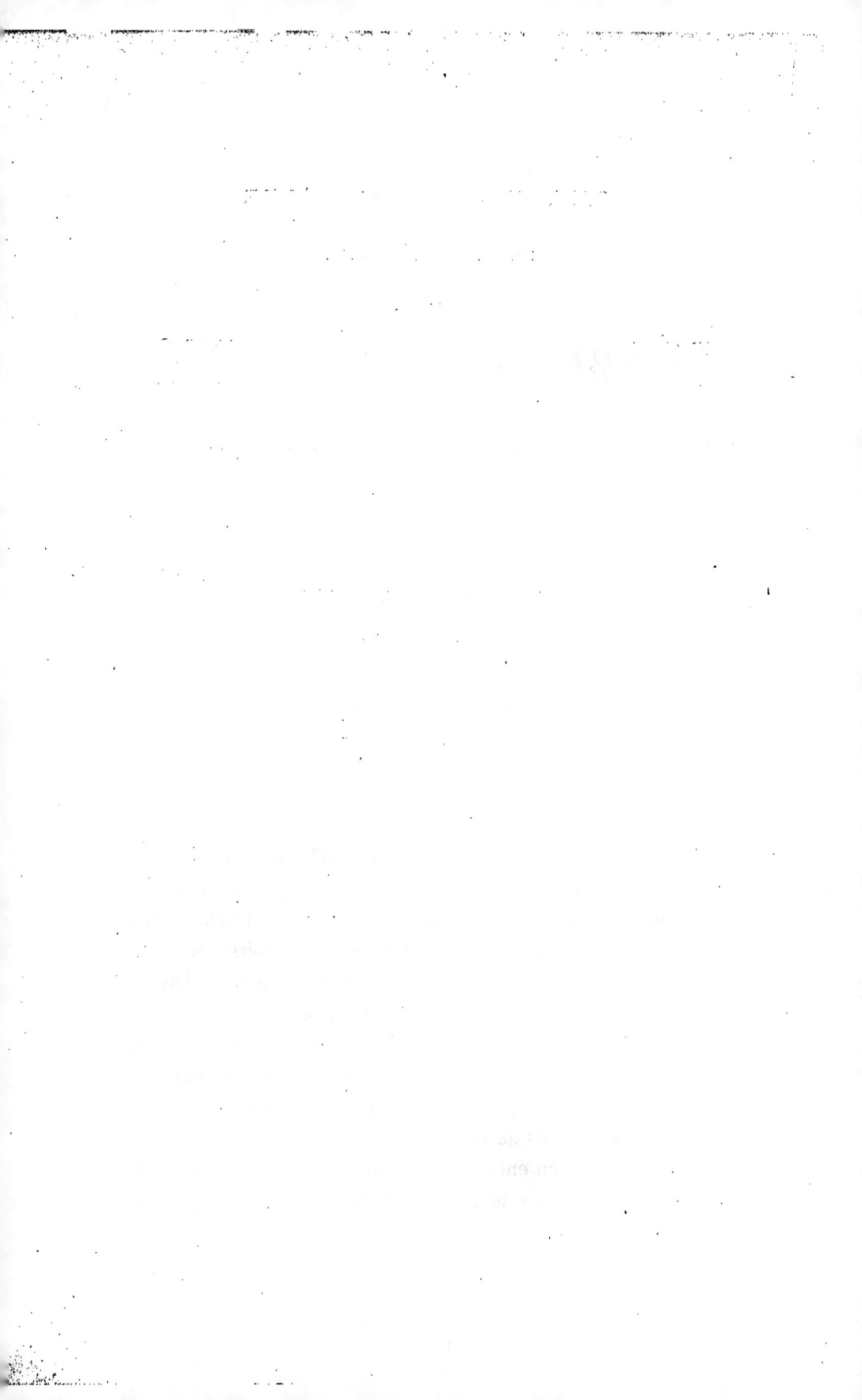

CONTRIBUTION A L'ÉTUDE

DU TRAITEMENT

DES

FIÈVRES INTERMITTENTES

PAR LE BLEU DE MÉTHYLÈNE

PREMIÈRE PARTIE

CHAPITRE I

HISTORIQUE

Le bleu de méthylène, découvert en 1875 par Ch. Lauth, était depuis quelque temps utilisé en histologie et en bactériologie comme un réactif colorant, lorsque Ehrlich, ayant constaté la coloration des extrémités nerveuses périphériques, eut l'idée de l'introduire dans la thérapeutique à titre d'analgésique : il supposa que cette substance, qui se fixe d'une façon élective sur le cylindre-axe des nerfs, devait avoir des propriétés analgésiques. Cette application d'une idée suggérée par la microchimie a eu l'heureuse chance de réaliser en clinique les espérances de son auteur.

En effet, Ehrlich entreprit avec Lippmann des expériences sur certains malades de la prison de Moabit, et ces expérien-

ces donnèrent des résultats démonstratifs de l'action nerveuse
de ce médicament. Grâce à son emploi, des douleurs névriti-
ques et névralgiques furent calmées, des affections rhumatis-
males des muscles, des articulations et des gaînes tendineu-
ses, furent rendues à peu près complètement indolores.

Ehrlich et Lippmann remarquèrent en outre que l'action
analgésiante commence au bout de deux heures, et que l'agent
n'a pas de prise sur les phénomènes inflammatoires, le gon-
flement et la rougeur restant sans la moindre modifica-
tion.

Ces deux auteurs ont employé le bleu de méthylène à la
dose de 0,10 centigrammes par jour par la voie gastrique et
de 0,08 centigrammes par la voie hypodermique. Les quarante
malades qu'ils ont ainsi traités n'ont présenté aucun accident,
ni aucun phénomène d'intolérance.

Peu de temps après, Combemale et François (de Lille) firent
à la Société de biologie une communication où ils signalent
les résultats de leurs recherches personnelles entreprises
dans le but d'étudier les propriétés physiologiques et thérapeutiques du bleu de méthylène. Dans cette note, d'ailleurs
peu développée, ces auteurs rendent compte d'un petit nombre d'expériences sur des animaux et de quelques observations tendant à mettre en relief l'action nerveuse du bleu de
méthylène. Les résultats de leurs essais semblent confirmer
les conclusions auxquelles Ehrlich et Lippmann étaient
arrivés.

Plus tard a paru, dans le *Bulletin général de thérapeutique*
du 30 avril 1891, un travail plus complet de Combemale, dans
lequel il étudie soigneusement les effets physiologiques et
thérapeutiques du nouvel agent. Il rapporte 17 expériences chez les animaux, et les observations de 27 malades
atteints de douleurs d'origines diverses.

Au point de vue de l'action physiologique, Combemale éta-

blit que le bleu de méthylène possède une action locale irritative et une action générale caractérisée surtout par la sidération des nerfs moteurs et sensitifs. En ce qui concerne les
effets thérapeutiques, il a pu tirer, de ses recherches cliniques
fondées sur 27 faits parfaitement observées, les conclusions
suivantes : le bleu de méthylène agit avec certitude lorsque
les névralgies ne sont pas de nature inconnue ou ne surviennent pas chez des hystériques ; lorsque les névrites recon-
naissent l'alcoolisme pour cause ; lorsque les douleurs fulgurantes appartiennent à la seconde période de l'ataxie loco-
motrice progressive ; lorsque les douleurs osseuses sont sous
la dépendance de la tuberculose, de la syphilis ou du trauma-
tisme. Le bleu de méthylène soulage, sans les faire complètement disparaître, les douleurs de certaines scléroses de la
moelle et les douleurs du rhumatisme articulaire subaigu.
Il est enfin sans action sur les névralgies hystériques, les douleurs fulgurantes de la période cachectique du *tabes dorsalis*
sur le rhumatisme articulaire aigu.

Comme on vient de le voir, les propriétés analgésiques du
bleu de méthylène sont mises hors de doute par les expériences cliniques de Combemale, dont les résultats s'accor-
dent complètement avec ceux qui avaient été signalés par
Ehrlich et Lippmann.

Dans sa première communication, Combemale se ralliait à
la manière de voir des auteurs allemands au point de vue
de l'interprétation du mode d'action du bleu de méthylène, mode d'action que nous avons déjà signalé au commencement de ce chapitre.

Mais dans sa seconde communication il s'en écarte quelque
peu. Il rattache l'action du bleu de méthylène à la formation
déterminée par le médicament qui se comporterait comme
l'antifébrine qui est un dérivé de l'aniline, tout comme le
bleu de méthylène.

En tout cas, un fait découle des observations de Combemale, c'est l'absence d'accidents chez tous les malades qui ont
pris le médicament à la dose de 0,20 centigrammes. Nous
verrons d'ailleurs un peu plus loin que cette dose journalière
peut être largement dépassée.

Mais bientôt Ehrlich ne tarda pas à donner au bleu de méthylène une nouvelle application thérapeutique. Il remarqua,
en effet, que les plasmodies de l'impaludisme étaient colorés
par ce nouveau colorant, et l'idée lui vint alors de l'employer
dans la malaria. Il espérait, en administrant à un paludéen
le bleu de méthylène, colorer les plasmodies de Laveran dans
l'organisme lui-même, et de cette façon les tuer ou diminuer
leur virulence.

Il l'administra à deux malades en collaboration avec Guttmann, et les résultats qu'il obtint prouvèrent que sa concep-
tion théorique était excellente. La dose journalière employée
fut de 50 centigrammes par prises de 10 centigrammes sous
forme de capsules. La guérison fut absolue et persistante,
les plasmodies disparurent complètement. Il s'agissait, dans
le premier cas, d'un malade atteint depuis cinq jours de la
fièvre tierce ; le médicament fut administré six heures avant
le début de l'accès qui fut très bénin et qui ne se renouvela
pas ; dès le quatrième jour, on ne retrouva plus de plasmodies
dans le sang. La rate diminua de volume et la guérison fut
absolue et persistante.

Le second malade était âgé de cinquante-sept ans. Depuis
trois semaines il avait des accès quotidiens. Après l'administration du bleu de méthylène, il eut encore deux faibles accès
de fièvre. Les plasmodies ne disparurent complètement qu'au
huitième jour. Le traitement fut continué quatorze jours et
le malade observé pendant un mois. Il n'y eut aucune récidive et la guérison fut parfaite.

D'après Ehrlich et Guttmann, le bleu de méthylène peut

être administré jusqu'à la dose de trois grammes. Il n'aurait d'autre inconvénient que de causer un peu de ténesme vésical qu'il serait facile de combattre. L'urine, dont la quantité est augmentée, est fortement colorée en bleu et cette coloration persiste quatre à cinq jours après la cessation du médicament. Les selles deviennent également bleues.

Ces deux succès, qu'Ehrlich et Guttmann ont présentés dans la 64° séance des naturalistes et médecins allemands à Halle, ont été mis en doute par Laveran, qui s'est empressé d'essayer le bleu de méthylène dans l'impaludisme.

Il a fait, sur ce sujet, une communication à la Société de Biologie, dans sa séance du 30 janvier 1892, communication que nous résumons ici :

Il commence par déclarer que le raisonnement à *priori* d'Ehrlich ne lui paraît pas juste, car le fait qu'une substance colore tel ou tel agent pathogène du sang ne lui paraît pas suffisant à démontrer l'utilité de cette même substance contre la maladie due à l'agent pathogène. La fuchsine colore le bacille de la tuberculose, et cependant la fuchsine n'est d'aucune utilité dans cette maladie. En outre, s'il est vrai que le bleu de méthylène se fixe sur les hématozoaires du paludisme, il se fixe encore bien mieux sur certains éléments du sang, les leucocytes par exemple, et dès lors, s'il détruisait les premiers, comme il détruisait les seconds pour la même cause, Laveran déclare ne pas voir le bénéfice que l'on pourrait retirer de son emploi.

Quoi qu'il en soit de la théorie, il a voulu vérifier si les faits venaient justifier l'opinion qu'il avait formulée, et il a institué quelques expériences dont voici le résultat :

L'on sait que le sang de certains oiseaux renferme souvent des hématozoaires. Ayant précisément à sa disposition plusieurs pigeons à hématozoaires, il leur a injecté jusqu'à 2 centigrammes de bleu de méthylène, dose relativement considérable pour un pigeon. Laveran a ensuite examiné le sang de ces oiseaux, et jamais il n'a vu les hématozoaires colorés ; ils n'étaient pas tués, alors que le sang était pour ainsi dire saturé de bleu de méthylène et que le noyau de certaines hématies en était imprégné. On voit donc par là qu'on arrivait à tuer les éléments du sang sans tuer les parasites.

Mais Laveran ne s'est pas contenté de ces expériences sur les oiseaux, il a également employé le bleu de méthylène chez deux hommes paludiques à la dose de 32 à 40 centigrammes par jour. L'un de ces malades a pris jusqu'à 7 gr. 40 du médicament.

Il a examiné le sang de ces paludiques à plusieurs reprises et les hématozoaires n'avaient pas disparu.

Laveran termine enfin sa communication en faisant remarquer que si le bleu de méthylène ne tue pas les hématozoaires du paludisme, par contre, à la dose à laquelle il l'a employé, il n'a déterminé aucun accident, ni dysurie, ni ténesme vésical. Pendant quelque temps, dit-il, les urines des malades sont colorées, mais c'est le seul phénomène que l'on observe.

Nous avons résumé un peu longuement cette communication de Laveran, tout d'abord à cause de la grande autorité de ce médecin pour tout ce qui a des rapports avec le paludisme, ensuite et surtout parce que les faits qu'il rapporte sont à peu près les seuls faits complètement défavorables à l'emploi du bleu de méthylène que l'on ait publiés.

En effet, d'autres observateurs bien placés pour étudier l'emploi du bleu de méthylène ne tardent pas à affirmer l'efficacité de cet agent dans l'infection malarienne, venant confirmer les assertions d'Ehrlich et Guttmann. C'est ainsi que MM. Boinet, professeur à l'École de médecine de Marseille, et Trintignan, qui a fait un séjour prolongé dans l'Inde, publiant dans le *Bulletin médical* et dans le *Marseille médical* les résultats de leur pratique, se louent des avantages marqués du bleu de méthylène, et, à l'appui de leur assertion, ils insèrent des faits probants ayant trait à des malades atteints de différents types d'impaludisme, parmi lesquels un cas d'accès pernicieux.

Chez tous ces malades, l'emploi du bleu de méthylène a été suivi au bout de peu de temps d'une guérison parfaite et définitive ; dans le cas d'accès pernicieux que nous venons de viser, il a fallu administrer le médicament à la dose de 2 grammes dans les vingt-quatre heures. D'après ces observateurs, le bleu de méthylène a été toujours très bien toléré et n'a produit ni troubles digestifs, ni ténesme vésical, bien qu'il ait été employé à la dose quotidienne de 50 centigrammes à 1 gramme, et cela pendant une quinzaine de jours. Les urines se sont montrées colorées en vert, puis en bleu foncé, gardant leur coloration cinq jours environ après la cessation du médicament.

Il ressort encore des expériences de MM. Boinet et Trintignan que le bleu de méthylène est plus efficace dans les accès de fièvre intermittente de date récente ; chez les paludéens cachectiques, il diminue pourtant le nombre et l'intensité des crises pyrétiques.

Au commencement de l'année 1892, a paru dans le *Bulletin of the John's Hopkins Hospital*, un travail important d'un médecin américain, Thayer, ayant trait à l'administration du bleu de méthylène dans l'impaludisme. Les malades soignés par Thayer ont été au nombre de 7 ; tous étaient atteints de fièvre palustre, mais de formes diverses. Dans un cas de fièvre tierce franche, la fièvre a cédé immédiatement, et dès le troisième jour les plasmodies avaient disparu du sang. Chez un second malade — fièvre quarte — les frissons cessèrent aussitôt après l'administration du bleu de méthylène ; à partir du neuvième jour, on ne retrouva plus d'hématozoaires dans le sang. Les cinq autres étaient atteints de fièvres chro-

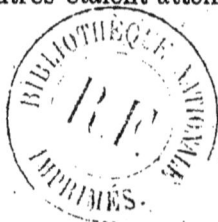

niques graves et rebelles. Chez tous, les frissons cessèrent
pour ne plus reparaître, vingt-quatre heures après l'administration de la première dose de bleu de méthylène; cependant,
chez deux de ces malades, il se produisit encore de temps en
temps une légère élévation de température; dans leur sang
on retrouva encore de temps à autre quelques plasmodies.

Voici comment Thayer administre le bleu de méthylène:

Il fait prendre chaque jour à ses malades une dose de
6 centigrammes de bleu de méthylène et il continue l'usage
de ce médicament pendant dix à quinze jours, suivant les cas,
après la disparition des hématozoaires du sang. Quand le bleu
de méthylène était administré seul, on observait pendant les
premiers jours du traitement une légère strangurie; celle-ci
se dissipait, du reste, facilement sous l'influence d'une faible
dose de poudre de noix muscade. En associant dès le prin-
cipe la poudre de muscade au bleu de méthylène, la strangurie
ne se produisait pas.

Le bleu de méthylène, à la dose sus-indiquée, n'a produit
aucun accident. Les urines et les matières fécales étaient colorées en bleu foncé, mais la sueur et la salive restaient inco-
lores.

Thayer conclut de ses observations que le bleu de méthylène possède bien nettement une action antimalarienne. Il
croit qu'il ne faudrait pas, le cas échéant, hésiter à prescrire
des doses plus fortes que celles qu'il a employées, doses qui
seraient assurément bien tolérées et produiraient des effets
thérapeutiques plus puissants. Il croit d'autant plus à l'efficacité du bleu de méthylène que plusieurs des malades qu'il a soignés et guéris étaient atteints, comme nous l'avons dit, de
formes chroniques très rebelles. Dans les cas de ce genre, la
quinine agit toujours lentement, et, même quand on emploie
simultanément la quinine et l'arsenic en pareille circonstance,
on retrouve en général dans le sang les hématozoaires pen-

dant plusieurs semaines ; le bleu de méthylène a eu des effets plus rapides.

Au mois de septembre 1892, M. Bourdillon, chef de clinique à l'École de médecine de Marseille, a publié, dans la *Revue de médecine*, un important mémoire sur « l'emploi du bleu de méthylène en thérapeutique et particulièrement dans l'impaludisme. » Dans ce mémoire, il relate trois observations dans lesquelles le bleu de méthylène a donné de remarquables résultats. Deux de ces observations sont relatives à des malades chez lesquels la quinine avait déjà échoué, quand le bleu de méthylène fut administré avec succès.

M. Bourdillon est arrivé aux conclusions suivantes :

Le bleu de méthylène exerce une action élective antimalarienne qui semble s'étendre aux cas de paludisme anciens comme aux cas récents, et qui d'ordinaire se manifeste très rapidement.

Son usage paraît être indiqué dans quelques maladies où il y aurait à combattre l'élément douleur, et en particulier dans les formes de névralgies périodiques liées à l'infection palustre.

Il doit être administré de préférence sous la forme pilulaire et à doses variant de 0,30 centigrammes à 1 gramme.

On doit prolonger la médication pendant un temps suffisant qu'il n'est pas possible de déterminer mathématiquement et qui peut varier pour chaque cas particulier.

Il n'a jamais produit aucun effet nuisible, même à doses fortes et longtemps continuées.

A la fin de l'année 1892, P. Guttmann, qui avait fait, en collaboration avec Ehrlich, les premières recherches sur l'emploi du bleu de méthylène dans l'impaludisme, est revenu sur cette question dans une communication qu'il a faite à la Société médicale de Berlin.

Son premier mémoire ne s'appuyait que sur deux cas ; sa

nouvelle publication s'appuie sur trois cas fort probants. De l'étude de ces faits, que nous ne voulons pas rapporter en détail, ce qui nous entraînerait trop loin, Guttmann conclut que, pour prévenir les récidives, le bleu de méthylène doit être continué pendant un mois au moins.

Le bleu de méthylène n'a aucun inconvénient, si ce n'est de causer un peu de ténesme vésical, ce que l'on peut éviter avec de la poudre de muscade. Les affections cardiaques ne sont pas une contre-indication.

Le bleu de méthylène agit, d'après Guttmann, en tuant les plasmodies, dont on ne retrouve plus de traces au bout de sept jours ; elles diminuent de nombre dès le début du traitement.

Le nombre des plasmodies diffère beaucoup suivant les cas : on en trouve généralement, soit une dans chaque champ du microscope, ce qui est beaucoup, soit une sur deux champs, ce qui est peu ; il est rare d'en trouver deux ou trois, exceptionnel d'en trouver quatre dans le même champ. Ce n'est donc qu'après un examen attentif et prolongé qu'on peut affirmer leur disparition. D'ailleurs, plus un cas est grave, plus est grand le nombre de parasites.

Au point de vue de la posologie, M. Guttmann conseille d'administrer chaque jour de la première semaine 0,50 centigrammes de bleu de méthylène en cinq doses sous forme de capsules. Les trois semaines suivantes, on ne donnera chaque jour que trois doses de 0,10 centigrammes.

Cette commmunication de Guttmann fut suivie, quelques séances plus tard, d'une discussion intéressante, à laquelle prirent part Sénator, Strassmann et Guttmann lui-même.

Sénator rapporte tout d'abord l'opinion de M. Kohlstock, médecin militaire, qui a expérimenté le médicament aux colonies pendant un temps assez long, mais qui n'a pas encore pu tirer de ses recherches des conclusions fermes ; cependant les résultats obtenus semblent peu satisfaisants. Quant à Sénator, il a fait lui-même quelques essais, mais il doit reconnaître que le bleu de méthylène n'est pas à comparer, au point de vue de l'action, avec la quinine. Dans les formes malignes de l'impaludisme, comme on en voit en Afrique, la quinine elle-même est souvent impuissante.

Strassmann, qui est intervenu dans la discussion, n'a pas employé le bleu de méthylène dans l'impaludisme ; cependant son opinion mérite d'être signalée, car il se déclare l'adversaire de ce médicament. Il l'a administré dans quelques cas de fièvre chez des femmes en couches qu'il avait d'abord traitées par la quinine, et il l'a trouvé absolument inefficace. Il lui reconnaît une foule d'inconvénients : il provoque de la céphalalgie, du malaise, des vomissements ; il colore toutes les sécrétions et même le liquide amniotique, de telle sorte que l'enfant vient au monde tout bleu, ce qui n'est pas sans donner au nouveau-né un étrange aspect. Les linges sont teints par une couleur qui ne disparaît pas aisément par les lavages.

Guttmann a répondu à Sénator et à Strassmann et a essayé de réfuter leurs assertions. Il reconnaît tout d'abord qu'on ne sait pas encore quelle est l'efficacité de ce médicament contre les fièvres tropicales, car aucune communication n'a encore été faite à ce sujet, dit-il, mais nous ferons remarquer qu'il n'est pas besoin d'attendre les résultats des recherches qui ont été commencées dans les colonies allemandes et que Guttmann annonce, puisque ces recherches ont été entreprises par M. Trintignan dans l'Inde française et étaient connues à l'époque où la discussion que nous analysons avait lieu devant la Société médicale de Berlin. Les résultats obtenus par M. Trintignan ont été assez bons ; mais, lors même que les tentatives ultérieures ne seraient pas couronnées de succès, la valeur du bleu de méthylène contre les fièvres européennes ne serait en rien diminuée.

Guttmann déclare ensuite qu'il faut donner des doses un peu plus fortes et surtout plus prolongées que celles qu'il avait indiquées autrefois ; il faut donner 50 centigr. de bleu de méthylène pendant quatre semaines au moins.

Il fait encore remarquer que les observations qui démontrent l'efficacité de ce remède se multiplient de tous côtés. Un médecin russe a traité de cette façon 35 cas graves ; un seul de ceux-ci n'était pas guéri au bout de sept jonrs, et ce cas a résisté également à l'action de la quinine. D'autre part, des cas que la quinine n'avait pas guéris ont cédé à l'emploi du bleu de méthylène.

Les récidives ne sont pas plus fréquentes avec le nouveau médicament : ainsi, de 30 cas traités par la quinine, 6 ont récidivé ; sur 35 cas traité par le bleu de méthylène, on n'a compté que 5 récidives.

Guttmann termine son argumentation en disant que des doses bien plus fortes que celles qu'il conseille, jusqu'à 1 gramme et 1 gr. 50, ont été administrées sans qu'il en soit résulté le moindre inconvénient.

Il attribue l'action du bleu de méthylène à ses propriétés bactéricides, propriétés qu'il doit à son pouvoir colorant des plasmodies et des bactéries d'une façon générale.

Au commencement de l'année 1893 a paru en Amérique un travail de Huddleston, assistant à la clinique de *New-York Hospital*. Ce médecin rapporte trois observations de fièvre paludéenne relatives à des enfants, qui ont été traitées et guéries par l'administration du bleu de méthylène. Le premier cas a été observé chez une fillette de dix ans qui prenait un cachet de 10 centigr. toutes les trois heures ; dans le second cas, une fillette de sept ans en prenait un toutes les quatre heures ; enfin, dans le troisième cas, une enfant de cinq ans en prenait un toutes les cinq heures. Au bout de quatre jours de ce traitement, la guérison était complète.

Avant l'emploi du bleu de méthylène, le sang était très riche en plasmodies; après l'action du médicament, ces organismes avaient disparu. Il n'y eut pas de rechute.

La même année a paru dans le *Bulletin général de thérapeutique* un mémoire fort complet et fort documenté sur l'emploi du bleu de méthylène dans la malaria infantile. L'auteur, Clemente Ferreira, a observé à Rio-de-Janeiro, où l'impaludisme constitue la grande endémie à laquelle l'enfance paie annuellement un lourd tribut; il se trouvait donc dans des conditions excellentes pour expérimenter sur des cas généralement graves, dans lesquels la quinine elle-même se montre quelquefois impuissante. Il rapporte longuement vingt et une observations, et il arrive aux conclusions suivantes que nous résumons rapidement :

1° Le bleu de méthylène constitue un agent assez efficace dans l'infection malarienne des enfants;

2° Il rend des services saillants, surtout dans les cas d'impaludisme opiniâtre et prolongé, qui résistent souvent à d'autres agents médicamenteux ;

3° On ne doit l'employer chez les petits malades que lorsque les accidents paludéens ne s'accompagnent pas d'accidents assez sérieux pour mettre en danger immédiat la vie des enfants. Dans ces cas, il faut avoir recours sans perte de temps aux injections de bromhydrate ou de chlorhydrate de quinine dont l'action est beaucoup plus énergique et plus prompte ;

4° Le bleu de méthylène est parfaitement toléré par les enfants qui l'ingèrent très facilement. A ce point de vue, il a des avantages réels sur les sels de quinine;

5° Il peut être administré, même aux tout jeunes enfants sans le moindre inconvénient, à doses qui varient selon les différentes périodes de l'enfance, et surtout selon le degré d'opiniâtreté et de résistance de l'infection ;

6° Le bleu de méthylène mérite d'être plus largement employé dans l'impaludisme chez les enfants. Il s'agit d'un agent thérapeutique dont l'efficacité est chaque jour démontrée par des faits probants et instructifs. Dans les pays à malaria, on doit compter sur lui pour combattre l'infection assez rebelle aux ressources utilisées jusqu'à ce jour.

Au mois de juillet 1893, A. Marbot a soutenu sa thèse de doctorat devant la Faculté de Paris, sur le *Bleu de méthylène en thérapeutique*, mais dans cette thèse l'auteur ne se limite pas à l'étude du bleu de méthylène dans l'impaludisme ; il étudie ce médicament dans toutes les maladies où il a été employé ; aussi cette étude si vaste est-elle forcément un peu superficielle.

Depuis lors nous n'avons pas pu, malgré nos recherches, trouver de nouvelles publications sur l'emploi du bleu de méthylène dans la malaria.

Les articles de journaux, les mémoires dans les Revues spéciales, ne manquent pas cependant ; mais tous ces travaux ont trait à l'emploi du bleu de méthylène dans une foule d'affections que nous n'étudions pas dans cette thèse. Nous nous contenterons de citer les principales.

On a préconisé ce nouveau médicament dans la tuberculose pulmonaire, dans la pneumonie, dans le mal de Bright, dans la blennorrhagie, dans les vaginites, les métrites, dans les épithéliomas d'une façon générale, et principalement dans les épithéliomas de la face (Darier). On l'a employé aussi dans un certain nombre d'autres maladies microbiennes, telles que la diphtérie, les suppurations, la fièvre typhoïde (1) ; on s'est

---

(1) M. le professeur Boinet a eu l'obligeance de mettre à notre disposition un certain nombre d'observations de fièvre typhoïde traitée par le bleu de mé-

basé, pour la préconiser dans ces maladies virulentes, sur les expériences de Hugounenq et Eraud, qui ont démontré que le bleu de méthylène a une action parasitaire marquée ; les conclusions auxquelles ils sont arrivés sont les suivantes :

1° Le bleu de méthylène paraît s'opposer au développement de la bactéridie charbonneuse, du gonococcus et du staphylococcus aureus ;

2° Il semble atténuer la virulence de ces microbes, sans atteindre leur vitalité, au moins quand la solution est faible et le contact peu prolongé ; mais, si le contact se prolonge et que la solution se concentre, la vitalité du microbe semble frappée.

Nous terminons ici cet historique, que nous avons fait assez complet, à cause de l'intérêt qui s'y rattache. Nous allons passer maintenant à l'étude chimique du médicament que nous étudions.

thylène ; mais, comme nous avons limité notre sujet à l'emploi de ce médicament dans l'impaludisme, nous n'avons pu les utiliser, à notre grand regret.

CHAPITRE II

ÉTUDE CHIMIQUE

Le bleu de méthylène a été découvert en 1876 par un savant français, M. Ch. Lauth, mais ce n'est qu'en 1878, à l'Exposition universelle de Paris, qu'il a fait sa première apparition dans le monde savant. En effet, sa puissance colorante et sa solubilité dans l'eau le firent adopter immédiatement comme réactif histochimique, et c'est grâce à lui que R. Koch découvrit les bacilles de la tuberculose et du choléra.

Le bleu de méthylène (Methylenblau ou Echtblau des Allemands), de son nom chimique tétraméthylthioninchloride, a pour formule brute $C^{16}H^{18}Az^3SCl + {}^3H^2O$. On l'obtient suivant la méthode de Koch et de Bernthsen, en faisant agir sur la diméthylphénylènediamine, $AzH^2C^6H^4Az(CH^3)^2$, en solution acide, de l'hydrogène sulfuré, puis du perchlorure de fer ou du chlorure de zinc ; on obtient le corps :

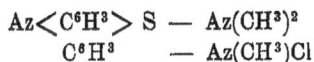

$$Az{<}^{C^6H^3}_{C^6H^3}{>} S — Az(CH^3)^2$$
$$\qquad\qquad — Az(CH^3)Cl$$

qui est le bleu de méthylène.

Le bleu de méthylène du commerce est en général très pur ; il n'est guère accompagné que de dextrine ou de sel marin.

Dans tous les cas, il est facile de le purifier en le dissolvant dans l'eau chaude et le laissant cristalliser.

Les auteurs allemands signalent la présence possible des

sels de zinc, qui proviendraient de son mode de préparation. Il sera bon de s'assurer du fait à l'aide des réactifs appropriés, car il convient de n'employer qu'un produit très pur.

Le bleu de méthylène se présente comme un corps pulvérulent, amorphe ; il est d'une couleur bleue sans éclat ; il n'a pas de goût. Sa densité est faible.

Il est soluble dans l'eau dans la proportion de 5 centigrammes par 3 centimètres cubes d'eau distillée, d'après les recherches personnelles de Combemale. Il y produit une coloration bleue intense. Sa solution aqueuse ne doit pas se décolorer par l'ammoniaque.

Il est soluble dans l'alcool et la glycérine, mais cette solubilité est assez faible.

Son spectre d'absorption donne deux raies, l'une dans le rouge, l'autre bien plus faible comme intensité dans le rouge orangé.

L'acide sulfurique concentré le dissout avec une coloration verte qui passe au bleu, si on ajoute de l'eau.

Les agents réducteurs le décolorent, mais par l'oxydation de l'air le corps primitif reparaît.

CHAPITRE III

ACTION PHYSIOLOGIQUE

L'action physiologique du bleu de méthylène n'a été étudiée d'une façon sérieuse et complète que par M. Combemale, actuellement professeur à la Faculté de médecine de Lille. Les résultats auxquels il est arrivé sont consignés dans un mémoire des plus importants, paru, en 1891, dans le *Bulletin général de thérapeutique*. C'est dans ce mémoire que nous avons puisé la plupart des renseignements que nous allons relater maintenant.

Il y a lieu d'étudier séparément l'action physiologique du bleu de méthylène chez les animaux et chez l'homme.

Voyons, tout d'abord, ce qu'on observe chez les animaux :

I. — ACTION PHYSIOLOGIQUE DU BLEU DE MÉTHYLÈNE CHEZ LES ANIMAUX. — Nous allons maintenant passer en revue les effets de cet agent, suivant qu'il est ingéré par la voie stomacale, ou bien absorbé par la voie hypodermique.

a) *Voie stomacale.* — Lorsque le bleu de méthylène est introduit par l'estomac, il produit des symptômes intimement liés à l'action locale sur l'estomac, mais aussi des symptômes dépendant de l'action générale du corps chimique sur l'économie tout entière.

M. Combemale rapporte six expériences faites chez les chiens et les cobayes.

De ces six expériences il conclut que, chez les chiens, dans les trois heures qui suivent l'ingestion, des vomissements de matières glaireuses ou alimentaires surviennent fortement teintés de bleu; que chez les chiens et les cobayes, des fèces, le plus souvent diarrhéiques et également colorées en bleu, se montrent pour persister pendant un ou plusieurs jours. Tels sont les symptômes imputables à l'action du bleu de méthylène par la voie stomacale.

Au nombre des phénomènes qui relèvent de l'action générale du médicament, nous devons signaler, car nous les retrouverons parmi les symptômes capitaux de l'intoxication par voie hypodermique, la diminution sensible dans le volume quotidien des urines, un abattement et une prostration musculaire, en rapport avec les doses absorbées.

En dehors de ces phénomènes, d'après M. Combemale, l'observation la plus attentive ne décèle rien d'anormal dans la manière d'être des animaux ; il n'y a pas d'hypothermie ; peu ou pas de troubles respiratoires et circulatoires apparents.

Les effets que nous venons de rapporter ont été obtenus avec des doses variant entre 2 et 5 décigrammes par kilogramme du poids du corps chez le chien, et entre 3 et 4 décigrammes chez le cobaye.

Dans les expériences de M. Combemale, la mort est survenue deux fois : chez un cobaye qui avait pris 8 décigrammes de bleu de méthylène par kilogramme du poids de son corps, en deux jours, et chez un chien qui a atteint du premier coup la dose de 545 milligrammes par kilogramme du poids de son corps.

Par la voie stomacale, il semble donc qu'on n'atteint pas la dose toxique minimum lorsqu'on fait ingérer à un animal, chien ou cobaye, 4 décigrammes de bleu de méthylène par kilogramme du poids de son corps.

b) Voie sous-cutanée. — Lorsque le bleu de méthylène est
introduit dans l'économie par la voie hypodermique, l'action
locale se traduit parfois par une escarre ; mais on a alors dans
son entier épanouissement l'action générale du médicament.
On doit cependant distinguer les effets produits lorsque la
dose injectée est inférieure ou bien au contraire dépasse 3 décigrammes par kilogramme du poids du corps.

1° Injection de moins de 3 décigrammes :

Quand on injecte à des cobayes le bleu de méthylène à des
doses inférieures à 3 décigrammes par kilogramme du poids
du corps, on ne détermine jamais la mort ; mais on obtient
des effets d'autant plus graves comme valeur toxique qu'on
se rapproche de 3 décigrammes.

Ces effets toxiques consistent en fatigue musculaire immé-
diate, anhélement, rareté de mictions. Les urines prennent
une coloration bleue, et les fèces, devenues diarrhéiques, sont
également bleues.

La température centrale baisse à peine de quelques degrés,
et le lendemain les animaux ne paraissent plus souffrir de
cette intoxication aiguë.

2° Injection de plus de 3 décigrammes :

La scène expérimentale se déroule tout autre, lorsque la
quantité de bleu de méthylène injectée dépasse 3 décigrammes
par kilogramme du poids du corps. La mort survient toujours
à ces doses. Donc la dose toxique minimum de bleu de méthylène injectée par la voie hypodermique est, chez le cobaye, de 3 décigrammes par kilogramme du poids du corps.

Les phénomènes musculaires et sensitifs dominent toujours
la scène. Une demi-heure environ après l'injection, l'animal
fléchit sur ses pattes, tombe sur le flanc et ne peut se relever
malgré les excitations les plus vives, excitations qu'il paraît
du reste peu percevoir. Cet état de résolution ne fait que

s'aggraver jusqu'à la mort, qui peut survenir trois heures seulement après l'injection.

L'anurie est à peu près complète.

Les animaux morts de l'ingestion ou de l'injection de bleu de méthylène présentent à l'autopsie les lésions essentielles suivantes :

Au point de la piqûre, il existe une coloration bleue intense du tissu cellulaire et des muscles voisins, sur un très large espace. La cavité péritonéale est également colorée en bleu.

Le sang est fluide, couleur chocolat et donne au spectroscope les raies de la méthémoglobine. Il se coagule rapidement.

Le cœur est flasque, non coloré, rempli de caillots sanguins.

Les poumons présentent quelques points d'atélectasie ; il n'existe pas de congestion généralisée.

Le foie est gorgé de sang ; les canaux biliaires présentent une aréole bleue. La vésicule contient un liquide à demi-fluide de coloration bleue très foncée, ainsi que ses parois, qui résistent au lavage.

Dans l'estomac, les régions du cardia et du pylore sont colorées en bleu.

Dans l'intestin existe aussi une coloration bleue d'autant plus manifeste qu'on s'approche plus du gros intestin.

Les vaisseaux péritonéaux et mésentériques dessinent un réseau violacé.

Les parois de la vessie sont fortement colorées en bleu ; elle contient une urine légèrement verte.

La substance rénale retient fortement la matière colorante, sauf les glomérules qui prennent une teinte rosée ou rouge. Le bleu de méthylène dissocie donc nettement la fonction glomérulaire de la fonction épithéliale.

La glande sous-maxillaire, la glande parotide et la glande

lacrymale présentent une coloration beaucoup moins intense.

Les muscles de la langue, du cou, du larynx, du diaphragme sont fortement colorés en bleu.

L'encéphale et la moelle épinière présentent aussi une coloration bleue, mais à la coupe on voit que ce sont seulement les méninges et la substance grise qui retiennent la matière colorante.

Si, pour nous résumer, nous apprécions maintenant les effets que provoque le bleu de méthylène, ingéré ou injecté, chez les animaux, et, si nous tenons compte aussi des lésions constatées après la mort, nous voyons que ce médicament a :

1° Une action locale fortement irritative, puisqu'il provoque les vomissements chez les chiens et peut amener le sphacèle des parties sous lesquelles il est injecté ;

2° Une action générale caractérisée surtout par la sidération des nerfs moteurs et sensitifs.

II. — ACTION PHYSIOLOGIQUE DU BLEU DE MÉTHYLÈNE CHEZ L'HOMME. — En étudiant l'action du bleu de méthylène sur l'homme, on est frappé de son passage rapide dans l'urine où il conserve ses propriétés tinctoriales. S'il y existe en quantité insuffisante, il donne à l'urine une coloration bleu foncé. S'il ne s'y trouve qu'en faible proportion, sa coloration se combine avec le jaune de l'urine pour former une couleur verte plus ou moins accentuée.

Quand on filtre l'urine, on voit passer un liquide à peine teinté, tandis qu'à la surface du filtre on voit se déposer la matière bleue.

L'urine qui contient du bleu de méthylène est presque toujours neutre, jamais alcaline ; elle ne décolore pas le papier de tournesol. Elle peut rester neutre, même après la disparition de la couleur verte.

Quand l'urine des sujets traités par le bleu de méthylène

est incolore, on peut mettre en évidence par un artifice la présence du bleu : il suffit d'acidifier l'urine, avec de l'acide acétique et de chauffer dans un tube à essai ou un ballon.

L'élimination par les urines commence une demi-heure après l'ingestion et cesse seulement quatre jours après la dernière administration du bleu de méthylène.

Les urines qui, normalement, deviennent fortement septiques au contact de l'air, peuvent rester trois semaines et plus sans subir la fermentation ammoniacale, lorsqu'elles sont colorées par le bleu de méthylène, et ne donnent pas de culture lorsqu'on les ensemence sur un milieu nutritif, que l'on place ensuite dans une étuve à une température appropriée.

Witaker signale un phénomène particulier qui peut avoir son intérêt au point de vue pratique : d'après cet auteur, il arriva quelquefois que les urines, étant redevenues normales, reprennent une teinte bleue quelques jours plus tard.

Voici l'explication qu'il donne à ce sujet : Le bleu de méthylène était resté cantonné dans un département du rein non perméable, et il n'est éliminé que le jour où cette portion de la glande recommence à fonctionner ; on pourrait peut-être tirer parti de ce fait en clinique, et reconnaître ainsi une lésion rénale restée ignorée jusque-là.

Cette propriété de colorer fortement les urines a été utilisée par Constantin Paul, dans le but de s'assurer que les malades prennent leur médicaments chez certains hypochondriaques, etc.

Voici d'ailleurs le résumé de la communication qu'il a faite à ce sujet à la Société de Thérapeutique dans sa séance du 23 décembre 1891 :

1° Il a utilisé les propriétés colorantes du bleu de méthylène pour s'assurer que les malades prennent ce qu'on leur a prescrit, ce qui est assez important dans les services de syphilitiques, dans les prisons, chez les simulateurs. Il est aussi très facile de les prendre en flagrant délit de supercherie;

2° Il fait remarquer que le côté suggestif de cette réaction pourra être avantageusement employé auprès des hypochondriaques, des déséquilibrés, des névropathes; ils trouveront ainsi que le traitement qu'ils suivent produit de l'effet, et leur moral en sera agréablement affecté;

3° Mais Constantin Paul recommande l'emploi du bleu de méthylène surtout dans les cas où il faut temporiser, où l'expectation est indiquée, par exemple chez les individus qui n'ont rien de bien défini et que le repos de l'hospitalisation suffit souvent pour remettre. On est obligé de donner quelque chose à ces malades, pour les empêcher de se plaindre qu'on ne les traite pas. Ce nouveau moyen pourra donc s'ajouter aux pilules de mie de pain, ou autre composition du même genre.

Dans leur mémoire paru dans le *Marseille Médical*, MM. Bonnet et Trintignan font remarquer que certaines personnes ont éprouvé le phénomène de la vision colorée, et que pendant quelques secondes les objets leur paraissaient bleus. C'est là un phénomène analogue à la xanthopsie. Un étudiant en médecine qui expérimentait cette substance leur a raconté que les choses qu'il entrevoyait dans ses rêves lui semblaient entièrement bleues (animaux, terre, eau, etc....).

MM. Boinet et Trintignan ont ainsi pratiqué la numération des globules chez plusieurs de leurs malades, et ils ont trouvé que le nombre des hématies ne variait pas sensiblement, sous l'influence de l'emploi quotidien de cette substance.

Enfin, et pour terminer ce qui a trait à l'étude des propriétés physiologiques du bleu de méthylène, nous rappellerons ic les recherches de Hugounenq et Éraud, que nous avons déjà rapportées dans l'Historique. On sait que ces auteurs ont démontré que cet agent avait un pouvoir antiseptique réel, qu'il atténuait la virulence des microorganismes sans atteindre leur vitalité, à doses faibles, et qu'il atteignait la vitalité elle-même des microbes, si la dose était plus élevée et le contact plus prolongé.

Nous terminons ici la première partie du travail, dans laquelle nous avons successivement passé en revue l'Historique, l'Étude chimique et les Propriétés physiologiques.

Nous allons maintenant passer au côté thérapeutique de la question, et étudier le traitement de la malaria par le bleu de méthylène.

DEUXIÈME PARTIE

CHAPITRE I

VALEUR THÉRAPEUTIQUE DU BLEU DE MÉTHYLÈNE DANS L'IMPALUDISME

Nous allons étudier l'action du bleu de méthylène successivement dans les différentes formes que peut revêtir la malaria. Nous allons donc passer en revue les accès pernicieux, les fièvres intermittentes ordinaires et en particulier les fièvres intermittentes de nos pays, et enfin la cachexie palustre. Dans chacun de ces paragraphes spéciaux nous tâcherons de montrer ce que vaut et ce que peut le médicament nouveau que nous étudions.

Grâce à cette division qui nous paraît tout indiquée, nous espérons pouvoir mettre de l'ordre dans notre discussion et faciliter la lecture de notre travail.

I. — VALEUR THÉRAPEUTIQUE DU BLEU DE MÉTHYLÈNE DANS LES ACCÈS PERNICIEUX. — Les accès pernicieux constituent une des formes du paludisme qu'il est fort rare d'observer dans notre pays, et qu'il est très fréquent de voir dans les régions tropicales ou prétropicales.

Le bleu de méthylène a été assez rarement employé dans ces formes si graves de la malaria, ou du moins les observations publiées sont exceptionnelles, puisque, malgré nos recherches, nous n'avons pu en trouver qu'une seule. Cette observation résumée se trouve dans l'excellent mémoire de MM. Boinet et Trintignan, que nous avons eu l'occasion de citer plusieurs fois, et auquel nous avons fait de nombreux emprunts. La voici en entier :

Accès pernicieux contractés dans l'Inde. Température, 41°5. Agitation extrême. Délire. Bleu de méthylène de 0,50 centigr. à 1 gramme et même 3 grammes pendant quatorze jours. Un accès d'intensité moindre. Le traitement est continué pendant vingt jours. Guérison.

On voit par cette observation que le bleu de méthylène a entraîné la guérison dans un cas d'accès pernicieux. Mais nous ne pensons pas que de l'étude de ce fait unique il faille conclure que le bleu de méthylène doit être conseillé dans les accès pernicieux. Avant d'émettre une pareille opinion, dont les conséquences pourraient être si graves, il faudrait avoir expérimenté sur un plus grand nombre de cas, ce qui n'a pas été fait, et ce qu'on n'osera pas faire de longtemps probablement.

La quinine, en injections sous-cutanées, reste donc jusqu'à nouvel ordre le médicament par excellence de ces formes graves si souvent terribles de l'impaludisme. Les divers succédanés que l'on a proposés ou que l'on proposera plus tard ne peuvent guère être indiqués que dans des formes où l'intoxication paludéenne est moins profonde et moins violente.

C'est là l'opinion qu'a soutenu Sénator dans la discussion qui a eu lieu devant la Société médicale de Berlin, discussion qui a suivi la présentation du mémoire de Guttmann. Cette opinion nous paraît répondre le plus à la réalité des faits, et nous l'adoptons pleinement.

Nous en arrivons donc à cette conclusion que le bleu de

méthylène ne doit pas être administré dans les accès pernicieux.

II. — VALEUR THÉRAPEUTIQUE DU BLEU DE MÉTHYLÈNE
DANS LES FIÈVRES INTERMITTENTES ORDINAIRES ET EN PAR-
TICULIER DANS LES FIÈVRES INTERMITTENTES DE NOS PAYS.
— Les fièvres intermittentes se révèlent à nous par divers
phénomènes qui ont une valeur différente. Le premier et le
plus frappant, c'est l'accès dont la répétition se fait tous les
jours, tous les deux jours, tous les trois jours, ou d'une façon
irrégulière ; mais de plus le poison paludéen agit sur l'organisme en déterminant des modifications moins bruyantes mais
cependant souvent fort graves, telles que l'anémie, l'hyper-
trophie de la rate et du foie.

Nous aurons donc à étudier ce que vaut le bleu de méthylène contre les accès eux-mêmes, puis contre l'anémie, les
engorgements viscéraux ; nous terminerons enfin en recher-
chant quelle est la fréquence des récidives quand les malades
ont été traités par ce médicament.

a) *Accès.* — Avant de relater les conclusions que nous pouvons tirer des observations inédites que nous rapportons,
voyons un peu ce qu'ont observé les divers auteurs que nous
avons cités.

Des deux malades qui ont fait l'objet de la communication
d'Ehrlich et Guttmann, l'un, atteint de fièvre depuis cinq jours,
vit ses accès disparaître aussitôt après l'administration de la
première dose de bleu de méthylène, et l'autre, atteint de fièvre quotidienne depuis trois semaines, n'eut que deux faibles
accès de fièvre après l'administration de la même dose du
médicament.

MM. Boinet et Trintignan ont presque toujours vu que les
accès ne disparaissaient que lentement et graduellement, et

de plus que le bleu de méthylène semble agir plutôt dans les accès de fièvres intermittentes d'invasion récente.

Thayer, cité souvent par nous, a vu, dans un cas de fièvre tierce franche, la fièvre céder immédiatement ; dans un autre cas (fièvre quarte), les frissons cessèrent aussitôt après l'administration du médicament. Enfin chez cinq malades atteints de fièvres chroniques graves et rebelles, les frissons cessèrent pour ne plus reparaître, vingt-quatre heures après l'administration de la première dose de bleu de méthylène ; cependant, chez deux de ces malades, il se produisit encore de temps en temps une légère élévation de température. Thayer conclut de ses observations que le bleu de méthylène possède une action antimalarienne bien réelle.

M. Bourdillon, dans son important mémoire de la *Revue de médecine*, conclut également que le bleu de méthylène exerce une action élective antimalarienne, qui semble s'étendre au cas de paludisme ancien, comme aux cas récents, et qui d'ordinaire se manifeste très rapidement.

Guttmann, dans la discussion qui a eu lieu devant la Société médicale de Berlin, rapporte les résultats de la pratique d'un médecin russe, qui a traité par le bleu de méthylène 25 cas graves de malaria : or un seul de ceux-ci n'était pas guéri au bout de sept jours, et ce cas a résisté également à l'action de la quinine. D'autre part, des cas que la quinine n'avait pas guéris ont cédé à l'emploi du bleu de méthylène.

Dans les trois cas de malaria infantile qui ont été traités par Huddleston, la guérison complète est survenue au bout de quatre jours de traitement.

D'après Ferreira, le bleu de méthylène a une action antimalarienne puissante chez les enfants. Dans la plupart des cas, les effets thérapeutiques ont été prompts, et au bout de peu de jours l'infection paludéenne a été complètement enrayée, les résultats obtenus étant le plus souvent définitifs.

L'agent a prise sur les différents types revêtus par la maladie, soit dans la fièvre paludéenne à forme d'accès, soit dans l'impaludisme à type fébrile continu.

On voit donc que les divers médecins qui ont expérimenté le bleu de méthylène sont d'accord pour reconnaître que le bleu de méthylène a une action antimalarienne réelle. Il fait cesser les manifestations fébriles de la maladie, en un temps variable, il est vrai. Mais quel est le médicament qui, placé entre des mains fort diverses et expérimenté sur plusieurs points du globe, ait donné toujours et invariablement les mêmes résultats ?

Voyons maintenant si nos observations nous permettent de reconnaître au bleu de méthylène, la même puissance antimalarienne qui lui est attribuée par les auteurs qui nous ont précédé.

Nos observations, que nous avons placées à la fin de cette thèse, sont au nombre de seize :

Douze sont relatives à des fièvres de première invasion ;

Trois sont relatives à des fièvres de seconde invasion ;

Dans un seul cas, nous avons observé des atteintes multiples.

Si nous dépouillons ces seize observations, nous trouvons le chiffre suivant de guérisons :

Nous avons eu neuf guérisons rapides, c'est-à-dire que dans neuf cas les accès ont rapidement cédé au bout d'un jour ou de deux jours de traitement ;

Nous avons eu trois guérisons lentes : dans ces trois cas, il a fallu continuer le médicament pendant plusieurs jours pour obtenir la disparition des accès ;

Enfin nous avons eu quatre insuccès : dans ces quatre cas, le bleu de méthylène n'a pu faire disparaître les accès, et cela, soit parce qu'il a été réellement impuissant, soit parce qu'il n'a pas pu être toléré.

En étudiant plus à fond nos observations, nous voyons, en outre, que dans quatre cas le bleu de méthylène a déterminé la guérison, alors que la quinine, administrée antérieurement, avait complètement échoué.

Ces quatre faits nous démontrent donc, ainsi que nous le verrons plus loin, que ce médicament peut rendre de précieux services dans certains cas bien déterminés.

Si nous résumons notre modeste statistique, nous voyons que :

Les accès ont cédé rapidement dans la proportion de 9 sur 16 (56 pour 100);

Les accès ont cédé lentement dans la proportion de 3 sur 16 (18 pour 100);

Les accès n'ont pas disparu (échec) dans la proportion de 4 sur 16 (25 pour 100).

Le bleu de méthylène fait donc disparaître les accès de fièvre intermittente, soit rapidement, soit lentement dans la proportion de 74 pour 100 des cas traités; et il n'échoue que dans 25 pour 100 des cas. Ces chiffres sont fort probants et démontrent que ce médicament a une valeur réelle dans le traitement de la fièvre intermittente.

Nous nous joignons donc aux auteurs que nous avons cités plus haut pour reconnaître au bleu de méthylène une puissance antimalarienne incontestable.

Mais ici une objection peut surgir et pourrait aisément nous être faite. On pourrait nous objecter que le bleu de méthylène fait disparaître les accès, parce que c'est un antithermique vulgaire, et qu'il n'a pas d'action réelle sur la marche générale de la maladie. Il n'en est rien cependant, et la lecture des observations qui suivent démontrera sans peine que le bleu a non seulement une action sur l'accès qu'il supprime, mais encore sur la marche de la maladie qu'il enraie. Et nous ne voulons pour preuve de cette action générale que le fait

suivant : n'a-t-on pas constaté que les hématozoaires de Laveran, cause première de la malaria, disparaissaient par
l'emploi du médicament ? Ce simple argument nous dispense
de beaucoup d'autres, et nous suffit pour nous faire admettre
l'action générale du bleu de méthylène.

b) Anémie, engorgements viscéraux. — Le bleu de méthylène combat-il l'anémie et les engorgements viscéraux si
fréquents dans l'impaludisme ? Ici sa valeur est plus discu-
table et nous serons moins affirmatif que lorsque nous avons
discuté son influence sur les accès. En effet, il agit indirec-
tement sur l'anémie et les engorgements du foie et de la
rate, puisqu'il supprime la cause qui a produit ces désordres
de l'organisme, et cette action a été maintes fois constatée,
soit dans les observations que les auteurs ont rapportées, soit
dans celles que nous rapportons nous-mêmes. Mais cependant on peut dire que cette action est lente, qu'elle est longue
à se produire, et qu'elle ne se produit même que d'une façon
incomplète ; cela n'a rien d'étonnant, d'ailleurs, puisque pareille chose arrive avec la quinine dont on ne peut cependant
suspecter la valeur antimalarienne.

Nous pensons donc, ainsi que nous le dirons plus tard,
qu'il faut instituer une thérapeutique spéciale contre ces
accidents du paludisme, thérapeutique dont les préparations
arsenicales feront à peu près tous les frais.

c) Récidives. — Nous venons de voir que le bleu de méthylène avait une action puissante contre les accès de fièvre
intermittente, bien plus faible contre l'anémie et les engorgements viscéraux consécutifs à l'intoxication palustre aiguë.
Pour achever l'étude de la valeur thérapeutique de ce médicament dans les fièvres d'accès, voyons maintenant si les
récidives ne se produisent pas.

Les récidives ont été observées assez fréquemment, en

effet, surtout au début de l'emploi du bleu de méthylène ; mais cela tiendrait, d'après Guttmann, à ce que le médicament a été suspendu trop tôt; il faudrait le continuer pendant un mois au moins pour prévenir les récidives. Guttmann déclare qu'en l'administrant ainsi les récidives ne sont pas plus fréquentes qu'avec la quinine. Il cite la statistique suivante à l'appui de ce qu'il avance :

Sur 30 cas traités par la quinine, 6 ont récidivé ;

Sur 35 cas traités par le bleu de méthylène, 5 ont récidivé.

L'avantage serait même en faveur du bleu d'après cette statistique.

Les malades dont nous rapportons les observations n'ont pas été suivis assez longtemps pour que nous sachions s'ils ont eu ou n'ont pas eu de récidives. Cependant le malade de l'observation VI a été revu quinze jours après sa sortie de l'hôpital ; il n'avait pas encore eu de récidive.

Ferreira, qui a traité par le bleu de méthylène un grand nombre d'enfants, a observé que les récidives étaient absolument exceptionnelles; et cependant les petits malades restaient dans le pays où ils avaient contracté leurs fièvres, et se trouvaient, par conséquent, dans des conditions favorables pour la récidive.

III. — Valeur thérapeutique du bleu de méthylène dans la cachexie palustre. — Nous ne possédons pas d'observations relatives à cette forme du paludisme. Nous ne pouvons donc pas émettre une opinion personnelle.

L'opinion des auteurs n'est pas très favorable à l'emploi du bleu de méthylène dans la cachexie palustre. MM. Boinet et Trintignan ont cependant remarqué que chez les paludéens cachectiques il diminue le nombre et l'intensité des crises pyrétiques.

Thayer a eu, lui aussi, quelques succès dans la cachexie palustre.

En somme, on peut admettre que, dans la cachexie paludéenne, le bleu de méthylène n'a d'action que sur les paroxysmes fébriles qui surviennent de temps en temps ; il est à peu près sans action sur les autres manifestations de cette cachexie. Aussi doit-on lui préférer le traitement ordinaire.

Si nous résumons en quelques lignes cette étude thérapeutique, nous voyons que le bleu de méthylène est un médicament antimalarien précieux, utile surtout dans les fièvres intermittentes de nos pays de moyenne intensité. Il ne doit pas être conseillé dans les accès pernicieux, ou dans la cachexie palustre.

CHAPITRE II

MODE D'ACTION

Par quel mécanisme agit le bleu de méthylène ?

Ehrlich, qui l'a employé le premier, admet que ce médicament agit parce qu'il colore les plasmodies de Laveran ; il diminue aussi leur vitalité ; il peut même les tuer dans l'organisme humain. Ce serait donc un agent qui s'attaque à la cause même de la maladie, qu'il fait disparaître (1).

Laveran s'est élevé contre cette opinion d'Ehrlich. Pour lui, le fait qu'une substance colore tel ou tel agent pathogène du sang ne lui paraît pas suffisant à démontrer l'utilité de cette même substance contre la maladie due à l'agent pathogène. D'ailleurs les recherches qu'il a entreprises à ce sujet ont été négatives. Il n'a jamais pu colorer dans l'organisme les hématozoaires de pigeons porteurs de ce parasite, quoiqu'il ait injecté des doses relativement énormes de bleu de méthylène et que le noyau de certaines hématies en ait été imprégné ; de plus, il a examiné avec soin le sang de deux paludiques qu'il a traités par le bleu de méthylène et il a toujours constaté la présence des hématozoaires, qui n'étaient pas colorés.

Ces résultats, obtenus par Laveran, sont très importants à considérer. Cependant nous devons reconnaître que le célèbre

---

(1) M. Combemale a émis une autre hypothèse sur le mode d'action du bleu de méthylène, hypothèse que nous avons rapporté dans l'Historique ; mais elle a pour but d'expliquer l'action analgésiante du médicament et non pas son action antimalarienne. Comme nous ne nous occupons que de l'emploi du bleu de méthylène dans l'impaludisme, nous la passons sous silence.

professeur du Val-de-Grâce est à peu près seul de son avis.

Bien d'autres savants, en effet, ont recherché les hémato-zoaires dans le sang des malades traités par le bleu de méthy-lènes, et leurs résultats sont différents.

Thayer, dans un cas de fièvre tierce franche, a vu les plasmodies disparaître du sang dès le troisième jour. Dans un cas de fièvre quarte, les hématozoaires disparurent le neu-vième jour.

Cependant nous devons reconnaître que chez les deux autres malades, qui eurent de temps en temps une légère élé-vation de température, on retrouve encore quelques plasmo-dies de temps à autre.

Guttmann, qui a fait une étude très sérieuse de la question que nous étudions, admet lui aussi que le bleu de méthylène agit en tuant les plasmodies dont on ne trouve plus de traces au bout de sept jours ; elles diminuent de nombre dès le début du traitement. Il attribue donc l'action du bleu de méthylène à ses propriétés bactéricides, propriétés qui ont été démon-trées par Hugounenq et Éraud, et qu'il doit à son pouvoir co-lorant des plasmodies et des bactéries d'une façon générale.

Huddleston, qui a observé chez les enfants, a dans plusieurs cas fait l'examen du sang avant et après l'administration du bleu de méthylène. Or il a trouvé qu'avant l'ingestion de ce médicament le sang était très riche en plasmodies ; après l'action du bleu, les hématozoaires avaient disparu.

L'examen du sang n'a été fait chez aucun des malades dont nous rapportons l'observation. Nous ne pouvons donc pas donner d'opinion personnelle sur ce point particulier de la question, mais les recherches que nous venons de rappor-ter sont assez nombreuses et assez concordantes pour que, malgré l'avis différent de Laveran, nous admettions que le bleu de méthylène agit en tuant et faisant disparaître les hé-matozoaires du paludisme.

CHAPITRE III

POSOLOGIE

A quelle dose faut-il administrer le bleu de méthylène dans l'impaludisme ?

Il faut à ce point de vue considérer successivement *l'adulte* et *l'enfant*.

POSOLOGIE CHEZ L'ADULTE. — Nous allons, dans ce chapitre, étudier successivement les résultats que nous avons trouvés consignés dans les auteurs et ceux que nous ont fournis nos observateurs.

1° Les premiers médecins qui aient employé le bleu de méthylène sont Ehrlich et Lippmann, ainsi que nous l'avons déjà vu. Ces auteurs ordonnaient le bleu dans les névralgies, dans tous les cas où il fallait combattre la douleur. Les doses qu'ils employaient étaient les suivantes : 0,10 centigrammes par la voie gastrique et 0,08 centigrammes par la voie hypodermique. On voit donc qu'ils usaient de doses très faibles.

Combemale, employant le bleu de méthylène dans le même but qu'Ehrlich et Lippmann, l'a donné à ses malades à la dose de 0,20 centigrammes.

Un peu plus tard, Ehrlich et Guttmann ont préconisé ce médicament dans l'impaludisme et l'ont administré à des doses un peu plus élevées, à la dose de 0,50 centigrammes par jour, par prises de 0,10 centigrammes sous forme de capsules. Mais il faut remarquer que l'on peut aller beaucoup plus loin et que l'on peut sans danger donner 3 grammes par la voie stomacale. Le seul inconvénient de ces doses massives serait de déterminer un peu de ténesme vésical.

Laveran, dans les recherches importantes que nous avons déjà signalées, a employé des doses quotidiennes de 0,32 et de 0,40 centigrammes. L'un de ses malades a pris en tout 7 gr. 40 du médicament.

Dans le mémoire de MM. Boinet et Trintignan, nous trouvons les indications suivantes : Dans un cas d'accès pernicieux contractés dans l'Inde, le bleu de méthylène a été donné aux doses de 0,50 centigrammes, 1 gramme et même 3 grammes pendant quatorze jours. Dans des cas de fièvre palustre de moindre intensité, le bleu a été donné à des doses moindres, 0,50 à 1 gramme.

On voit combien nous sommes loin des doses minimes employées par les premiers expérimentateurs que nous avons cités. Cependant un médecin, expérimentant bien après Ehrlich et Guttmann, Boinet et Trintignan, etc..., a employé des doses plus petites encore. Nous voulons parler de Thayer, qui a traité et guéri ses malades avec des doses quotidiennes de 0,06 centigrammes de bleu de méthylène, continuées pendant dix à quinze jours après la disparition des hématozoaires du sang.

Guttmann, dans sa dernière communication à la Société médicale de Berlin, déclare que le traitement doit être continué pendant un mois. Il conseille d'administrer chaque jour de la première semaine 0.50 centigrammes de bleu de méthylène, en cinq doses sous formes de capsules, et de ne donner les trois semaines suivantes que trois doses de 0,10 centigrammes chaque jour.

On voit donc, par ce rapide exposé, que les doses employées par les auteurs ont été très variables, de 0,06 centigrammes à 3 grammes par jour.

2° Nous allons maintenant étudier la posologie en nous ap-
puyant sur les observations inédites que nous rapportons.

Nous avons à ce sujet dressé le tableau suivant :

OBSERVATIONS	DOSES quotidiennes	NOMBRE de jours	DOSE TOTALE	NOMBRE de jours de trai-tement
	gr. cgr.		gr. cgr.	
I............	0 30	5	5 20	18
	0 20	2		
	0 30	3		
	0 20	6		
	0 10	2		
II.........	0 50	10	5 00	10
III.........	0 60	5	6 20	15
	0 40	2		
	0 30	8		
IV.........	0 50	9	6 00	14
	0 30	5		
V.........	0 50	17	8 50	17
VI.........	0 50	10	5 00	10
VII.........	0 50	18	9 00	18
VIII...	0 50	9	4 50	9
IX	0 50	12	6 00	12
X...........	0 50	12	6 00	6
XI.........	0 50	15	7 50	15
XII......... .	0 50	4	2 00	4
XIII.........	0 50	3	1 50	3
XIV.........	0 50	8	4 00	8
XV......	0 30	4	1 20	4
XVI.........	0 40	6	9 60	20
	0 60	12		

Voyons maintenant quelles sont les quelques particularités
que nous relevons dans ce tableau.

Nous voyons tout d'abord que la dose quotidienne la plus
fréquemment ordonnée est celle de 0,50 centigrammes, puisque douze malades sur seize ont été ainsi traités.

La dose la plus faible est de 0,10 centigrammes, mais, dans
ce cas, c'était le terme ultime d'une gamme décroissante,
puisque le malade avait successivement pris 0,30 centigrammes, 0,20 centigrammes et enfin 0,10 centigrammes. La plus

4

faible dose qui ait été donnée d'emblée et primitivement est
0,30 centigrammes (obs. I et XV).

La dose la plus forte est de 0,60 centigrammes (obs. III
et XVI). On voit donc que, dans nos cas, on s'est tenu dans
une juste moyenne.

Ces doses n'ont pas été données en une fois; le plus souvent, le médicament a été ordonné par prises de 0,10 centigrammes, en un nombre de fois variable, par conséquent
suivant la dose journalière.

La dose totale, c'est-à-dire la quantité de médicament pris
par le malade pendant tout le cours du traitement, a été variable suivant les cas.

Les quantités les plus faibles ont été de 1 gr. 20 (obs. XV),
de 1 gr. 50 (obs. XIII), de 2 grammes (obs. XII). Dans tous
ces cas, le médicament n'avait pas été toléré, ou avait mal
agi, et par conséquent avait dû être supprimé. Donc ces trois
chiffres, 1,20, 1,50 et 2 grammes, ne représentent pas la quantité minimum nécessaire pour instituer un traitement complet
d'un cas donné de fièvre intermittente par le bleu de méthylène.

Si l'on veut connaître quelle est la quantité minimum qui
peut suffire, il faut prendre des cas dans lesquels la guérison
est survenue. Or nous trouvons que c'est 5 grammes (obs. II
et VI) et 5 gr. 20 (obs. I).

La quantité maximum employée a été de 9 gr. 60 (obs. XVI),
de 9 grammes (obs. VII), de 8 gr. 50 (obs. V).

La quantité moyenne le plus souvent employée a été de
6 à 7 grammes.

Nous pouvons donc conclure de l'examen analytique de nos
observations que :

a). La dose quotidienne de bleu de méthylène doit être d'ordinaire de 0,50 centigrammes par prises de 0,10 centigrammes.

b) La quantité totale nécessaire pour traiter et guérir un cas de fièvre intermittente de moyenne intensité doit être de 6 grammes environ.

POSOLOGIE CHEZ L'ENFANT. — Tout ce que nous venons de dire sur la posologie du bleu de méthylène s'applique à l'adulte. Nous devons nous occuper maintenant de la posologie chez l'enfant. Nous n'avons pas d'observations inédites qui nous permettent de nous faire une opinion personnelle sur cette question. Nous nous contenterons donc de rapporter simplement l'opinion des deux auteurs qui ont essayé le bleu de méthylène chez l'enfant, Huddleston et C. Ferreira.

Huddleston a donné à une enfant de dix ans 0,80 centigrammes de bleu de méthylène par cachets de 0,10 centigrammes ; à une enfant de sept ans, 0,60 centigrammes par prises de 0,10 centigrammes, et à une enfant de cinq ans, 0,40 centigrammes, toujours par prises de 0,10 centigrammes.

Ce traitement a été continué pendant quatre jours, et, au bout de ces quatre jours, la guérison était complète.

On voit, par ce que nous venons d'écrire, que les doses employées ont été véritablement énormes.

Les doses préconisées et employées par C. Ferreira ont été aussi très élevées.

En effet, il prescrit 0,25 à 0,50 centigrammes dans les vingt-quatre heures, selon l'âge des enfants malades. Il a même, dans certains cas, élevé les doses en raison de l'opiniâtreté de la maladie, de façon à se guider plutôt par les conditions morbides que par l'âge tendre du patient. C'est ainsi que, chez les tout jeunes enfants de cinq ou six mois, il a été quelquefois forcé d'avoir recours aux doses de 0,35 à 0,40 centigrammes, à cause de la persistance des symptômes paludéens, et cela sans le moindre inconvénient. Dans les cas où l'emploi d'autres médicaments avait déjà échoué, l'infection se montrant résistante et tendant à la chronicité, les doses administrées ont été un peu plus élevées, eu égard à l'âge des enfants, sans qu'aucun phénomène fâcheux se soit manifesté.

En un mot, pour la posologie du bleu de méthylène, si l'on doit tenir compte de l'âge, il faut surtout considérer le degré de résistance de la maladie, l'opiniâtreté des manifestations de l'empoisonnement malarien, liée le plus souvent à son ancienneté.

D'ailleurs, d'après les constatations de Ferreira, la tolérance des petits malades pour ce médicament est assez marquée. Il n'a jamais remarqué de troubles gastriques ou intestinaux, et, chez les malades qui étaient atteint de formes gastro-intestinales de la malaria, l'administration du bleu de méthylène n'a pas provoqué l'exacerbation de ces phénomènes. Il n'y a jamais eu d'accident du côté du système nerveux.

La conclusion des deux mémoires d'Huddleston et de Ferreira est donc que l'on peut, chez l'enfant, employer des doses relativement très élevées de bleu de méthylène, sans aucun danger pour les petits malades.

CHAPITRE IV

MODE D'EMPLOI

Nous allons essayer de résoudre, dans ce chapitre, un certain nombre de questions.

I. SOUS QUELLE FORME ET COMMENT FAUT-IL ADMINISTRER LE BLEU DE MÉTHYLÈNE? — On peut donner ce médicament, soit par la voie hypodermique, soit par la voie stomacale.

La voie hypodermique est rarement employée, car les injections sous-cutanées de bleu déterminent des phénomènes d'irritation assez vive au niveau du point piqué, ainsi que cela ressort des expériences de Combemale, que nous avons rapportées au chapitre des propriétés physiologiques. D'ailleurs, la voie hypodermique n'offre pas de grands avantages dans le cas actuel. Donc elle doit être rejetée d'une façon générale, puisque d'une part elle peut être dangereuse, et que d'autre part elle n'est guère supérieure à la voie stomacale.

La voie gastrique a été employée, en effet, par presque tous les médecins qui ont expérimenté le bleu de méthylène.

A cause de ses propriétés tinctoriales excessivement puissantes, ce médicament est rarement ordonné en potion. Les potions présentent une coloration d'un bleu très intense, et ne sont pas facilement admises, surtout dans la clientèle civile. C'est cependant sous cette forme que le bleu de méthylène a été ordonné par C. Ferreira (1). Ce médecin l'a ordonné aussi assez souvent dissous dans du café noir, qui masque un peu sa couleur bleue.

Mais le plus souvent le bleu de méthylène a été donné sous la forme de pilules, de capsules. Ce sont là des bonnes préparations qui masquent parfaitement le côté désagréable et ennuyeux du médicament.

On l'a ordonné aussi dans des cachets. Mais c'est là, ce nous semble, une mauvaise préparation, car il arrive assez souvent que ces cachets se déchirent et se rompent dans la cavité buccale en laissant répandre leur contenu.

Le bleu n'a presque pas de saveur, et par conséquent serait assez bien supporté par le malade, mais la coloration bleue de la langue, des dents, etc., ne manquerait pas de l'intriguer et de l'ennuyer beaucoup.

Nous conseillons donc de donner le bleu de méthylène sous forme de pilules ou de capsules. Les doses de 0,10 centigrammes sont celles que l'on doit préférer. On a aussi de toutes petites pilules, faciles à avaler, et de plus, le dosage quotidien est ainsi rendu très facile, puisqu'on n'a qu'à donner 2, 3 ou 4 pilules, suivant qu'on veut faire ingérer 0,20, 0,30 ou 0,40 centigrammes du médicament.

II. A QUEL MOMENT FAUT-IL ADMINISTRER LE BLEU DE MÉTHYLÈNE ? — On sait que le moment de l'administration est d'une très grande importance dans le traitement des fièvres

---

(1) Voici une des formules de M. Ferreira :

Bleu de méthylène........ 0,20 à 0,40 centigrammes
Sirop de cannelle ....   25 grammes

Ou encore :

Bleu de méthylène........ 0,20 à 0,40 centigrammes
Sirop d'écorce d'oranges amè-
res....................   25 grammes

intermittentes par la quinine. Les auteurs ne sont pas d'accord pour savoir s'il faut l'administrer pendant l'accès, immédiate-ment après l'accès, ou quelques heures avant l'accès, mais tous sont d'accord pour dire que la quinine ne doit pas être donnée sans règles fixes, mais bien suivant une ligne de con-duite bien arrêtée d'avance.

Dans le traitement des fièvres intermittentes par le bleu de méthylène, on est loin d'être d'un rigorisme aussi absolu. Ici il n'est plus question de donner le médicament à heures inva-riablement réglées sur l'heure de l'accès. On le donne *fracta dosi*, dans le courant de la journée.

Ce mode d'administration s'explique par ce fait, que le bleu de méthylène n'agit que progressivement sur les hémato-zoaires du sang ; il les tue et les fait disparaître petit à petit. On ne peut donc pas frapper de grands coups avec lui, comme avec la quinine. Il vaut mieux dans ces conditions le donner à petites doses (0,10 centigrammes par exemple), plusieurs fois répétées dans la journée, et sans trop se préoccuper de l'heure de l'accès.

III. Pendant combien de temps faut-il continuer l'ad-ministration du bleu de méthylène ? — C'est là une ques-tion importante et que nous allons tâcher de résumer ; il est, nécessaire, en effet, de savoir pendant combien de temps il faut l'administrer pour éviter les récidives si fréquentes dans la fièvre intermittente.

Ehrlich et Guttmann dans leur première communication conseillent de l'administrer pendant une quinzaine (quatorze jours exactement).

Thayer se base pour cesser le médicament sur la disparition des hématozoaires du sang. Il continue l'usage du bleu pendant dix à quinze jours, suivant les cas, après la disparition des hématozoaires. C'est là une base d'appréciation évidemment très naturelle, mais malheureusement l'examen des plasmodies n'est pas à la portée de tous les praticiens, qui n'ont le plus souvent ni le temps, ni la science nécessaire pour se lancer dans de pareilles recherches.

Dans la seconde communication de P. Guttmann, en 1892, ce médecin, revenant sur ce qu'il avait dit antérieurement, conseille de continuer le bleu de méthylène pendant un mois au moins. D'après lui, un traitement d'un mois serait nécessaire pour éviter les récidives. La première semaine on administre chaque jour 0,50 centigrammes; les trois semaines suivantes, on n'administre que 0,30 centigrammes par jour.

M. Bourdillon conseille de prolonger la médication pendant un temps suffisant qu'il n'est pas possible de déterminer mathématiquement, mais qui peut être fort long. Dans un des cas qu'il rapporte le traitement avait duré pendant 45 jours, et la dose de 1 gramme avait été continuée pendant 18 jours.

Dans les observations que nous rapportons la durée du traitement a été assez variable suivant les cas, mais n'a jamais atteint de limites aussi longues que dans les cas de M. Bourdillon.

Si l'on consulte le tableau que nous avons annexé au chapitre Posologie, on voit que la durée minimum (dans les cas où le bleu de méthylène a déterminé la guérison) a été de 6 jours (obs. X), et que la durée maximum a été de 18 jours (obs. I et VII). La durée moyenne du traitement a été de 15 jours.

C'est à ce chiffre que nous nous arrêtons. Le plus souvent un traitement de 15 jours, si le médicament est bien toléré, doit être suffisant pour déterminer une guérison durable.

A la question de la durée du traitement, s'en rattache une autre que nous ne pouvons pas passer sous silence; c'est la suivante:

Y a-t-il lieu d'observer les semaines paroxystiques?

On sait que dans le traitement par la quinine cette méthode

consiste à administrer une dose du médicament le jour où a été supprimée la quinine, et cela pendant trois ou quatre semaines consécutives? Faut-il agir de même avec le bleu de méthylène?

Nous ne le pensons pas, car d'une part nous n'avons pas trouvé l'application de cette méthode mentionnée dans les auteurs que nous avons consultés, et d'autre part elle n'a pas été suivie dans les cas dont nous rapportons l'observation.

IV. — FAUT-IL EMPLOYER UNE MÉDICATION ADJUVANTE? — Le bleu de méthylène agit seul et sans médicament adjuvant. Cependant, comme la malaria se révèle à nous par une foule de manifestations morbides, contre lesquelles le bleu ne peut à peu près rien, du moins directement, nous serions tout disposé à les combattre par une médication directement appropriée. L'anémie palustre est au nombre de ces manifestations morbides que nous visons : sans doute l'emploi du bleu la fera disparaître à la longue, puisqu'il fera disparaître la cause qui la produit ; mais cependant nous croyons qu'il peut être utile de la traiter directement.

Nous conseillons donc les préparations martiales, et de préférence l'arsenic donné sous forme de liqueur de Fowler, par exemple. Le malade qui fait l'objet de l'observation I a été traité par M. le professeur Carrieu à la fois par le bleu de méthylène et par le vin de quinquina au Fowler ; or ce malade, qui était entré pâle, anémié et presque cachectique, est sorti complètement transformé, le visage coloré, sans trace de ce teint terreux si caractéristique.

Nous trouvons des cas aussi favorables dans le mémoire de MM. Boinet et Trintignan.

On voit, par ces faits, de quelle utilité a été l'arsenic combiné au bleu de méthylène. Aussi sommes-nous tout disposé à le donner dans tous les cas.

Nous avons vu, dans le cours de ce travail, que l'emploi du bleu de méthylène déterminait parfois un peu de ténesme vésical, ainsi que cela a été constaté dans l'observation VIII. Thayer recommande dans des cas semblables de donner une faible dose de poudre de noix muscade, qui ferait rapidement disparaître cette dysurie. Il recommande même d'associer, dès le début du traitement, la poudre de noix muscade au bleu de méthylène : dans ces conditions la dysurie ne se produirait pas. C'est là une manière de faire qui n'offre aucun inconvénient et que nous recommandons.

CHAPITRE V

CONTRE-INDICATIONS

L'étude des contre-indications ne nous arrêtera qu'un instant ; nous ne pouvons pas, cependant, la passer sous silence.

La principale contre-indication est constituée par les vomissements rebelles que présente le malade ; nous avons trouvé des cas où le médecin a dû suspendre le médicament ; nous-même avons observé deux cas où pareille conduite a dû être suivie (obs. XII et XIII).

On ne s'obstinera donc pas à vouloir donner quand même le médicament, s'il est vomi à plusieurs reprises ; on le supprimera dès que l'on verra que ces vomissements ne cèdent pas rapidement par l'emploi d'une médication appropriée.

Il peut être contre-indiqué chez les femmes enceintes, et cela pour la raison suivante : il colore, en effet, toutes les sécrétions et même le liquide amniotique, de telle sorte que l'enfant vient au monde tout bleu, ce qui n'est pas sans donner au nouveau-né un étrange aspect ; il vaut mieux, dans ces conditions, s'abstenir de donner du bleu de méthylène, afin de ne pas s'attirer les reproches de la mère et de la famille.

D'après Guttmann, les affections cardiaques ne sont pas une contre-indication.

Enfin, et surtout, il est contre-indiqué toutes les fois que les accidents paludéens s'accompagnent d'accidents assez sé rieux pour mettre la vie du malade en danger immédiat. Il vaut mieux, en pareil cas, avoir recours de suite à une injection sous-cutanée de bromhydrate ou de chlorhydrate de quinine, dont l'action est beaucoup plus énergique et beaucoup plus rapide.

CHAPITRE VI

COMPARAISON DU BLEU DE MÉTHYLÈNE
ET DE LA QUININE

Toutes les fois qu'on étudie l'action thérapeutique d'un
médicament qu'on propose comme un succédané de la quinine, on doit, croyons-nous, établir un parallèle entre ces
deux médicaments, afin de montrer quels sont les avantages
et les inconvénients que le médicament nouveau présente sur
le médicament ancien. C'est ce parallèle que nous allons essayer de faire dans le présent chapitre. Dans ce but, nous
allons rechercher si le bleu de méthylène est plus ou moins
efficace que la quinine, s'il est plus ou moins toxique, si son
action est plus ou moins rapide.

I. — LE BLEU DE MÉTHYLÈNE EST-IL PLUS OU MOINS EF-
FICACE QUE LA QUININE? — Nous avons déjà vu que cette
efficacité était bien moindre dans les formes graves du paludisme et surtout dans les formes qui atteignent le summum
de gravité, les accès pernicieux. Donc ici il n'y a pas de doute :
le bleu de méthylène est inférieur à la quinine.

En est-il de même dans les fièvres intermittentes de moyenne
intensité, telles qu'on les observe le plus souvent dans nos
pays?

Nous avons vu que le bleu de méthylène avait une action
antimalarienne réelle ; mais cette action est-elle plus ou
moins puissante que celle de la quinine?

Si nous consultons les observations que nous rapportons, nous voyons que, dans un certain nombre de cas, le bleu de méthylène a agi et déterminé la guérison, alors que la quinine avait échoué (obs. IX, X, XI et XVI). Il semblerait donc, si nous ne nous rapportions qu'à ces observations, que le bleu de méthylène est préférable à la quinine dans le traitement des fièvres intermittentes.

Il n'en est rien cependant, car, si nous continuons à parcourir nos observations, nous voyons que, dans un certain nombre de cas, le bleu de méthylène primitivement administré a complètement échoué, alors que la quinine donnée par la suite a entraîné la disparition des accès et la guérison de la maladie (obs. XII, XIII, XIV et XV).

On voit donc que, s'il est des cas où la quinine reste impuisssante alors que le bleu de méthylène agit, il en est d'autres où la quinine agit alors que le bleu de méthylène est resté impuissant.

Sénator est d'avis que le bleu de méthylène n'est pas à comparer au point de vue de l'action avec la quinine. Guttmann pense au contraire que le bleu de méthylène est aussi actif que la quinine. D'après lui, et nous avons rapporté plus haut son opinion à ce sujet, les récidives ne seraient pas plus fréquentes chez les malades traités par le bleu de méthylène que chez ceux qui sont traités par la quinine.

Mais cependant il nous semble que l'opinion de Guttmann est un peu exagérée. Pour nous, le bleu de méthylène, quoique réellement actif contre les fièvres intermittentes de moyenne intensité, telles qu'on les observe dans nos pays, nous paraît avoir une valeur un peu moindre que les sels de quinine.

II. — LE BLEU DE MÉTHYLÈNE EST-IL PLUS OU MOINS TOXIQUE QUE LA QUININE? — On sait que les sels de quinine

déterminent des phénomènes d'intoxication, toujours fort ennuyeux pour le malade, quelquefois fort graves, phénomènes
d'intoxication qui font parfois rejeter l'emploi du médicament
spécifique. Le bleu de méthylène présente, lui aussi, des effets
physiologiques fort désagréables, mais dont l'importance a
été inégalement appréciée par les divers auteurs qui l'ont administré.

Ehrlich et Lippmann déclarent que leurs malades n'ont présenté aucun accident, ni aucun phénomène d'intolérance, et
Combemale a confirmé les assertions de ces deux auteurs.
Dans une seconde communication, faite en collaboration de
Guttmann, Ehrlich persiste dans sa première opinion, mais
déclare cependant que le bleu de méthylène détermine parfois
un peu de ténesme vésical qu'il est facile de combattre.

Laveran reconnaît, lui aussi, qu'il ne détermine aucun accident. C'est également l'opinion de MM. Boinet et Trintignan.

Strassmann déclare, au contraire, que le bleu de méthylène
produit une foule d'inconvénients: céphalalgie, malaise, vomissements. Mais nous devons avouer qu'il est à peu près seul
de son avis.

Chez l'enfant, Ferreira a démontré qu'il ne déterminait
aucun accident.

La plupart de nos malades ont très bien supporté le bleu
de méthylène. Les seuls inconvénients que nous ayons notés
sont les vomissements dans deux cas (obs. XII et XIII), et
la dysurie dans un cas (obs. VIII).

On voit donc en somme que les inconvénients produits par
le bleu de méthylène sont minimes ; ils sont même si minimes
que nous croyons pouvoir conclure que le bleu de méthylène
est moins toxique que les sels de quinine.

III. — LE BLEU DE MÉTHYLÈNE AGIT-IL PLUS OU MOINS VITE

QUE LA QUININE ? — On sait avec quelle rapidité agissent les
sels de quinine dans la plupart des cas où ils sont employés.
Le plus souvent l'accès cède dès la première dose, et il est
rare qu'il résiste à deux doses consécutives.

Avec le bleu de méthylène les choses ne se passent pas
ainsi. Il est assez rare que l'accès disparaisse après l'administration de la première dose ; d'ordinaire il subsiste un second
accès, mais atténué, il est vrai.

Si nous consultons notre statistique nous voyons que, sur
16 cas, 9 fois la guérison est survenue après l'administration
d'une ou deux doses, et trois fois elle a été lente, c'est-à-
dire n'est survenue qu'après plusieurs jours de traitement.
Or la quinine agit ordinairement plus vite : nous pouvons
donc conclure que le bleu de méthylène agit moins rapidement que la quinine.

Si nous résumons en quelques lignes cette rapide compa-
raison que nous venons d'établir entre le bleu de méthylène
et la quinine, nous voyons que :

Le bleu est presque toujours inefficace contre les accès pernicieux ;

(Il ne doit jamais être conseillé en pareil cas) ;

Il a, dans les fièvres intermittentes de moyenne intensité,
une valeur un peu moindre que la quinine ;

Il est moins toxique que les sels de quinine ;

Il agit moins vite que ces mêmes sels.

TROISIÈME PARTIE

OBSERVATIONS

Observation I

(Personnelle). Service de M. le professeur Carrieu
Communiquée par M. Villard, interne des hôpitaux

Fièvre intermittente datant de deux mois environ. — Traitement par le bleu
de méthylène. — Guérison rapide et définitive.

Le nommé D.... (Étienne), vingt-neuf ans, plâtrier, est entré le 31 octobre 1892, à l'Hôtel-Dieu Saint-Éloi de Montpellier, salle Combal, n° 4, service de M. le professeur Carrieu.

Les antécédents de ce malade, tant héréditaires que personnels, sont assez bons. Son père est mort à quarante-cinq
ans, d'une maladie inconnue qui a duré trois ans ; sa mère vit
encore, elle a soixante-trois ans et se porte bien. Lui-même
n'a jamais eu de maladies sérieuses, à peine quelques rhumes
sans aucune importance.

Il habite le village de Fabrègues depuis six ans.

Le 3 septembre 1892, il a eu son premier accès de fièvre,
qui est survenu brusquement dans la matinée ; il a duré plusieurs heures et a revêtu les trois stades classiques de frissons, chaleur et sueur.

Depuis lors il a eu tous les jours un accès survenant le
soir.

5

Il fut traité par le sulfate de quinine ; mais soit que ce médicament ait été mal ordonné, soit pour toute autre cause, ses fièvres persistèrent quelque temps et ne disparurent qu'au bout d'une quinzaine de jours.

Mais au bout d'une dizaine de jours elles apparurent de nouveau ; le type changea alors et devint tierce. Au bout de cinq à six jours, il fut traité par le quinquina en infusion et les accès ne tardèrent pas à disparaître.

Quinze jours après, nouvelle apparition des accès ; le type tierce est conservé. Il se décide alors à entrer à l'hôpital de Montpellier et voici ce qu'on note à l'arrivée du malade.

Il présente un teint terreux, légèrement cachectique ; amaigrissement. Rate et foie un peu augmentés de volume. Pas d'embarras gastrique manifeste, mais anorexie assez marquée.

La température, le soir de l'entrée, est de 36°9.

1er novembre. — On ordonne ce jour-là 4 grammes d'extrait mou de quinquina dans une potion de 120 centigrammes.

Le malade a le soir un léger accès. T. : matin, 37, soir, 38°8.

2. — Nouvel accès dans la soirée un peu plus léger que celui de la veille. Même traitement.

T. : matin, 36°5 ; soir, 38°5.

3. — Le malade a eu dans la soirée un violent accès ; le stade de frisson a été long, pénible ; les sueurs ont été abondantes. Durée totale de l'accès, huit heures environ. Même traitement.

T. : matin, 36°9 ; soir, 40°4.

4. — Le malade se trouve bien aujourd'hui ; il n'a pas eu d'accès franc ; cependant dans la soirée il a eu un peu de malaise et de céphalalgie. Même traitement.

T. : matin, 36°3 ; soir, 37°3.

5. — Le malade a eu encore dans la soirée un accès. La

température n'a pas été très élevée, et cependant les sensations pénibles ont été très prononcées.

T. : matin, 37° ; soir, 38°.

On supprime l'extrait mou de quinquina, et on donne 0,30 centigrammes de bleu de méthylène en trois pilules. On prescrit en même temps 60 grammes de vin de quinquina.

6. — Pas d'accès. Le médicament est très bien supporté ; il ne détermine pas de gêne gastrique, pas de vomissements ; ni constipation, ni diarrhée. Les urines sont déjà colorées en bleu verdâtre. Même traitement.

T. : matin, 36°9 ; soir, 37°2.

7. — Même état. Les urines sont plus fortement colorées. Il n'y a pas de troubles visuels ; les objets sont vus avec leur coloration normale. Même traitement.

T. : matin, 36°8 ; soir, 37°.

8-9. — Le malade continue à aller très bien ; apyrexie complète. Même traitement.

10. — On diminue la dose de bleu de méthylène ; on n'en donne plus que 0,20 centigrammes en deux pilules.

12. — La température du matin est de 37°6 ; le malade se sent un peu fatigué, il a un peu de céphalalgie.

On revient à la dose primitive 0,30 centigrammes de bleu de méthylène, en trois pilules.

T. : matin, 37°6 ; soir, 37°2.

15. — On diminue de nouveau la dose de bleu de méthylène, on n'en donne que 0,20 centigrammes en deux pilules.

16-20. — Apyrexie complète.

21. — On abaisse la dose de bleu de méthylène à 0,10 centigrammes en une pilule.

Le 22, le malade demande à sortir. Il n'a plus eu d'accès depuis le 5 novembre. Les forces, très diminuées lors de son entrée à l'hôpital, sont complètement revenues ; il a pris de l'embonpoint, le teint est coloré et le visage n'offre plus l'aspect terreux que nous avons signalé au début de cette observation. Les digestions seulement n'ont pas été troublées par l'emploi du bleu de méthylène, mais sont encore meilleures qu'au début du traitement. Les urines ont toujours une teinte verdâtre, plus légère que lorsque le malade prenait 0,30 centigrammes de bleu de méthylène.

Toutes les observations qui suivent ont été recueillies dans le service de clinique médicale de M. le professeur Laget, alors suppléé par M. le professeur Boinet.

Observation II

(Personnelle)

Fièvre intermittente de première invasion.— Traitement par le bleu de méthylène. — Guérison très rapide.

Le nommé J..., vingt-cinq ans, relieur, est entré le 29 septembre 1893, à l'Hôtel-Dieu de Marseille, salle Aillaud, n° 29.

Ce malade a contracté les fièvres intermittentes à Agde, où il avait séjourné une huitaine de jours ; de là il est allé à Arles où les accès ont encore augmenté d'intensité.

A son arrivée à l'hôpital, il est très anémié, la face est d'un pâle terreux. La rate est un peu augmentée de volume ; le foie paraît indemne. A la base, le premier temps est un peu soufflant.

Le lendemain de son entrée, on donne 0,50 centigrammes de bleu de méthylène. Le soir, il a eu un accès de fièvre.

Les jours suivants on continue le bleu de méthylène ; les accès ne reparaissent plus.

Ce médicament est supprimé le 10 octobre. Il a été assez

bien supporté. Cependant le malade a eu un peu de dyspep-
sie. Il sort le 12 octobre.

Observation III

(Personnelle)

Fièvre intermittente de première invasion. — Succès rapide
du bleu de méthylène.

Le nommé P...., entré le 1ᵉʳ août 1893, à l'Hôtel-Dieu de
Marseille, salle Aillaud, n° 29.

Fièvre intermittente de première invasion, contractée en
Camargue, il y a trois semaines environ. Type tierce. Le
1ᵉʳ août, jour de son entrée, le malade est à la fin d'un accès
qui a commencé vers sept heures du matin. Il a 38°5.

Le 2 août, la température est de 36°7 et 37° ; c'est le jour de
l'apyrexie, puisque nous avons un type tierce. On donne ce
jour-là 0,60 centigrammes de bleu de méthylène en six pilules.

Le 3 août il a un accès léger à 8 heures du matin. Le
maximum thermique a été de 38°3.

On continue le bleu de méthylène à la dose de 0,60 centigrammes.

Le jours suivants, apyrexie.

7.— On ne donne que 0,40 centigrammes, et le 9 que 0,30.
Le malade sort complètement guéri le 16 août.

Observation IV

(Personnelle)

Fièvre intermittente de première invasion. — Guérison rapide
par l'emploi du bleu de méthylène.

Le nommé V..... (Jean), trente-deux ans, portefaix, est

entré le 8 octobre 1893, à l'Hôtel-Dieu de Marseille, salle Aillaud, n° 24.

Il a contracté des fièvres intermittentes quotidiennes aux environs de Montpellier, à Frontignan et à Maguelone. Type quotidien. Début il y a quinze jours.

Le 9 octobre, on administre 0,50 centigrammes de bleu de méthylène. Malgré cela, accès dans la journée (39°5).

Les jours suivants les accès ne reparaissent plus, et le malade qui a très bien supporté le médicament sort guéri le 22 octobre. Depuis le 17 octobre, il n'en prenait que 0,30 centigrammes.

Observation V

(Personnelle)

Fièvre intermittente de première invasion.
Traitement par le bleu de méthylène. — Guérison rapide.

Le nommé R..... (Jacques), charpentier, est entré le 1er octobre 1893, à l'Hôtel-Dieu de Marseille, salle Aillaud, n° 33.

Il contracte des fièvres intermittentes en Camargue. Le premier accès remonte à huit jours. Type quotidien. Le soir de son entrée on lui donne 1 gramme de quinine. Cependant il a un accès violent (40°). Le lendemain 2 octobre, on lui prescrit 0,50 centigrammes bleu de méthylène, à la place de la quinine que l'on ne continue pas.

Le 3 et le 4 octobre, apyrexie.

Le 5 octobre survient un léger accès (38°5).

Dès ce jour, il n'a plus eu d'accès. Il a continué à prendre 0,50 centigrammes de bleu de méthylène.

Il sort le 19 octobre, n'ayant plus eu de fièvre depuis le 5 octobre.

Observation VI

(Personnelle)

Fièvre intermittente du première invasion. — Succès du bleu de méthylène survenu au bout de deux jours.

Le nommé G..... (François), vingt-trois ans, est entré le 5 septembre 1893, à l'Hôtel-Dieu de Marseille, salle Aillaud, n° 5.

C'est la première fois qu'il a les fièvres intermittentes ; il les a contractées en Camargue, il y a une quinzaine de jours. Elles ont revêtu le type quotidien.

Le lendemain de son entrée, on lui donne 50 centigrammes de bleu de méthylène. Malgré cela, il a un accès violent dans la soirée (40°5).

Le lendemain, 7 septembre, on continue encore le bleu de méthylène. Nouvel accès, mais léger dans la soirée (39°5).

Les jours suivants, on continue encore le bleu de méthylène, toujours à la même dose quotidienne. Pas d'accès ; apyrexie complète. Tolérance parfaite du médicament.

Le malade sort le 16 septembre.

Il a été revu une quinzaine de jours après sa sortie de l'hôpital. Il n'a plus eu d'accès.

Observation VII

(Personnelle)

Fièvres intermittentes de première invasion. — Traitement par le bleu de méthylène. — Disparition graduelle des accès, qui n'est complète cependant qu'au bout de neuf jours.

Le nommé C.... (Édouard), trente-deux ans, boucher, est entré le 26 septembre 1893 à l'Hôtel-Dieu de Marseille, salle Aillaud, n° 31.

Cet homme a habité Aiguesmortes du 15 août au 29 septembre. Il y a contracté les fièvres intermittentes le 18 septembre. Il est venu alors à Marseille le 20 septembre, et est entré le 26. Type tierce.

Le 26 au soir, accès violent dans l'après-midi (41°).

27. — Apyrexie.

28 au matin. — Apyrexie (37°5). On donne 50 centigrammes de bleu de méthylène. Malgré cela, nouvel accès dans la vessie, mais moins fort que celui du 26 septembre (40°5).

29. — Apyrexie. On continue le bleu de méthylène.

30. — Troisième accès, mais encore moins fort que le précédent (40°2). On continue le bleu de méthylène.

1er octobre. — Apyrexie.

2. — Quatrième accès, mais très léger (38°6).

3. — Apyrexie. On continue le bleu.

4. — Survient un cinquième accès, mais excessivement léger, puisque la température maxima n'atteint que 37°8.

Les jours suivants, apyrexie complète. Pas d'accès.

Le bleu de méthylène est continué jusqu'au 15 octobre.

Le malade sort le 22 complètement guéri.

Observation VIII

(Personnelle)

Fièvres intermittentes datant de deux mois. — Traitement par le bleu de méthylène. — Disparition graduelle des accès. — Dysurie ayant obligé de suspendre le médicament au bout de neuf jours.

Le nommé P..... (Joseph), trente-huit ans, boulanger, est entré le 29 septembre 1893 à l'Hôtel-Dieu de Marseille, salle Aillaud, n° 3.

Cet homme a contracté les fièvres intermittentes en Camargue, après trois mois de séjour. La première atteinte date du 23 août.

444444

Il a été traité à plusieurs reprises par la quinine, mais les accès qui disparaissaient rapidement sous l'influence de cette médication, ne tardaient pas à revenir.

29 septembre.— Jour de son entrée; il est apyrétique.

30. — Il a un accès assez violent qui dure une grande partie de la journée. T.: matin, 38°8 ; soir, 39°2.

On donne ce jour-là 50 centigrammes de bleu de méthylène.

1er octobre. — Apyrexie. Continuation du bleu.

2. — T.: soir, 37°6.

3. — Apyrexie.

4. — T.: soir, 37°8.

5. — Survient dans la soirée un léger accès. T.: 38°8.

6. — Apyrexie. On continue toujours le bleu de méthylène.

7. — Nouvel accès très léger (38°6).

8. — Le malade déclare éprouver beaucoup de difficulté dans la miction. On supprime le bleu de méthylène.

Malgré la suppression du médicament, l'apyrexie reste complète les jours suivants, et le malade n'a pas de nouvel accès.

La dysurie, qu'il avait accusée le 8 octobre, a disparu le 10, sans traitement spécial.

Exeat le 20 octobre, complètement guéri.

Observation IX

(Personnelle)

Fièvre intermittente de première invasion. — Insuccès manifeste de la quinine.
Succès rapide du bleu de méthylène.

Le nommé B... (Pierre), vingt-neuf ans, charron, est entré, le 5 septembre 1893, à l'Hôtel-Dieu de Marseille, salle Aillaud, n° 2.

Ce malade a contracté les fièvres intermittente aux environs d'Arles. Leur début remonte à quinze jours environ ; le type a toujours été le type quotidien.

Rien du côté du foie ; la rate est un peu grosse.

Le 6. — On lui prescrit 1 gramme de quinine ; malgré cela, il a un accès dans la soirée (39°5).

7. — Survient encore un accès aussi fort que le précédent.

8. — Survient un accès violent (39°6).

En présence de cet insuccès de la quinine, on prescrit du bleu de méthylène à la dose quotidienne de 50 centigrammes.

9. — Apyrexie absolue. T. : matin, 36°6 ; soir, 36°2.

10. — Pas d'accès. T. : matin, 37°3 ; soir, 37°2.

Les jours suivants, il ne survient plus d'accès.

Le bleu de méthylène est suspendu le 20 septembre, jour de la sortie du malade.

Observation X

(Personnelle)

Fièvre intermittente de seconde invasion. — Insuccès de la quinine. — Succès immédiat du bleu de méthylène qui est fort bien toléré.

Le nommé A...(Jean), âgé de vingt-trois ans, entré à l'Hôtel-Dieu de Marseille le 1er septembre 1893, salle Aillaud, n° 28.

Cet homme a eu les fièvres intermittentes, pour la première fois, à Aigues-mortes, au mois de juillet 1893. Elles ont rapidement disparu.

A la fin août, il est revenu à Marseille ; les fièvres l'ont repris en arrivant dans cette ville. Il entre à l'hôpital en plein accès, avec une température de 39°4 ; on lui donne de suite 1 gramme de quinine.

Malgré la quinine, il a le lendemain dans la soirée un

accès beaucoup plus violent que celui de la veille (40°2). On continue 1 gramme de quinine.

Le 3 septembre, quoiqu'il ait pris 1 gramme de quinine (pour la troisième fois), il a un accès dans la soirée (39°7).

4. — Dans la matinée, on lui donne 50 centigrammes de bleu de méthylène. Le soir, il n'a que 37°6.

Les jours suivants, il est apyrétique, sauf le 12 septembre ; ce jour-là, il a un peu de température (37°4). On continue tous les jours le bleu de méthylène à la dose quotidienne de 50 centigrammes, jusqu'au 15 septembre, date de la sortie du malade. Il a très bien supporté ce médicament.

Observation XI

(Personnelle)

Fièvre intermittente grave, survenue chez un malade ayant eu déjà de nombreuses atteintes soit au Tonkin, soit en France. — Insuccès complet de la quinine. — Succès du bleu de méthylène, qui a entraîné progressivement la guérison.

Le nommé G..., trente-huit ans, employé, est entré, le 12 septembre 1893, à l'Hôtel-Dieu de Marseille, salle Aillaud, n° 33.

C'est un malade qui a habité le Tonkin pendant quatre ans et demi. Il a eu les fièvres intermittentes à plusieurs reprises. Il est rentré en France depuis cinq ans. Depuis cette époque, il a eu de légers accès de fièvre de temps en temps. Il a toujours été traité par la quinine, soit au Tonkin, soit en France.

Depuis huit jours, il a de nouveau les fièvres. Il a le teint un peu terreux ; le foie et la rate sont hypertrophiés.

Le 12, jour de son entrée, il a un violent accès (40°).

13. — On lui donne 1 gramme de quinine que l'on continue

les jours suivants. Malgré cela, il a tous les jours un accès. Les maxima thermiques sont de 39°2 le 13, de 38°7 le 14, de 39 le 15.

16. — Il a un violent accès qui commence le matin (38°2), et qui atteint son maximum l'après-midi (40°3).

17. — La température reste encore à 38° le matin et 39° le soir.

18. — On supprime la quinine que l'on avait continuée jusque-là, et on la remplace par 50 centigrammes de bleu de méthylène. Dans la soirée nouvel accès, mais très léger (38°5).

19. — Simple malaise dans la soirée. T. : matin, 36°6 ; soir, 37°6.

Les jours suivants, quoiqu'on continue le bleu de méthylène, le malade a des accès quotidiens, mais très légers; les maxima thermiques sont de 38°4 le 20, de 38° le 21, de 37°8 le 22, de 38°4 le 23, de 37°6 le 24. Il y a loin, comme on le voit, aux températures enregistrées les premiers jours.

A partir du 25, la température oscille autour de 37°, et à partir du 29, elle n'atteint même pas 37°.

Le bleu de méthylène a été donné tous les jours, depuis le 18 septembre jusqu'au 3 octobre, date de la sortie du malade. Il a été très bien toléré.

Observation XII

(Personnelle)

Fièvre intermittente de première invasion datant d'un mois environ. — Insuccès du bleu de méthylène, qui a été mal toléré au bout de trois jours d'administration. — Insuccès relatif de la quinine.

B..., exerçant la profession de portefaix, est entré à l'Hôtel-Dieu de Marseille, salle Aillaud, n° 8, le 31 octobre 1893.

Ce malade a contracté les fièvres intermittentes en Camargue, où il habitait depuis deux ans. Les premiers accès ont apparu en septembre 1893. Il n'a jamais subi de traitement jusqu'à son entrée à l'hôpital.

Le jour même de son entrée, le 3 octobre 1893, on lui fait prendre 0 gr. 50 de bleu de méthylène. T. : soir, 38°.

Le 4 octobre, la température est de 38° le matin, et 37°2 le soir. On continue le bleu de méthylène.

5. — Apyrexie (37°2, 37°). On continue le bleu.

6. — Léger accès dans la matinée. Vomissements ; le bleu de méthylène est très mal toléré. T. : matin, 38°7 ; soir, 37°4.

7. — Pas d'accès, mais les vomissements continuent. On supprime le bleu de méthylène. T. : matin, 37°5 ; soir, 36°8.

8. — En présence de l'embarras gastrique que présente le malade, on donne un vomitif le matin. Dans la journée, 1 gr. de sulfate de quinine. T. : matin, 38°4 ; soir, 38°8.

9. — Pas d'accès. On continue la quinine. T. : matin, 37°4 ; soir, 37°5.

10. — Le malade a un accès dans l'après-midi. On continue la quinine. T. : matin, 37°4 ; soir, 38°8.

Les jours suivants, le malade reste apyrétique. On supprime la quinine le 13 octobre.

23. — Le malade a un violent accès (40°5). On lui donne de de nouveau de la quinine. Il sort le 8 novembre sans avoir eu de nouvel accès.

Observation XIII

(Personnelle)

Fièvre intermittente de seconde invasion. — Insuccès du bleu de méthylène qui est mal toléré. — Succès rapide de la quinine.

Le nommé B..., terrassier, est entré à l'Hôtel-Dieu de Marseille, salle Aillaud, le 3 octobre 1893.

Cet homme a, pour la première fois, contracté les fièvres intermittentes en mars 1892, après un séjour d'un mois en Camargue. Cette première attaque a duré deux mois environ, et s'est terminée par la guérison, grâce à l'administration de la quinine.

Depuis avril 1893, ce malade habite Marseille. Il a contracté les fièvres intermittentes pour la seconde fois en septembre 1893. Type quotidien ; accès survenant dans la soirée.

Le 3 octobre, jour de son entrée, léger accès dans la soirée. T. : matin, 37° ; soir, 38°.

On donne 0 gr. 50 de méthylène.

4. — Pas d'accès. T. : matin, 36°8 ; soir, 36°6. On continue le bleu.

5. — Violent accès nerveux pour la première fois la matinée ; à neuf heures, la température est de 40°5.

La température du matin était de 36°8 ; celle du soir est de 36°6.

Malgré quelques vomissements, on continue le bleu de méthylène.

6. — Nouvel accès un peu moins violent survenu à peu près à la même heure ; la température atteint 39°8. Le soir, apyrexie absolue, 36°7.

Les vomissements continuant, on suspend le bleu de méthylène, et on donne 1 gramme de quinine.

7. — Pas d'accès. T. : matin, 37° ; soir, 36°8.

8. — La température, qui était le matin de 37°, est le soir de 37°5.

9. — La température du soir atteint encore 37°2.

Les jours suivants, apyrexie.

La quinine est supprimée le 10 octobre.

Le malade sort le 20 octobre.

Observation XIV

(Personnelle)

Fièvre intermittente de première invasion.— Insuccès du bleu de méthylène.
Guérison par la quinine.

Le nommé R..., quarante ans, peintre, est entré le 1er octobre 1893 à l'Hôtel-Dieu de Marseille, salle Aillaud, numéro
26.

Cet homme a contracté les fièvres intermittentes à Aigues-
mortes, où il avait séjourné une quinzaine de jours. Les accès
revenaient tous les jours dans l'après-midi. Ce malade a eu
en outre des vomissements et de la diarrhée.

Quand il arrive à l'hôpital, il est pâle, anémié, sans forces
et sans appétit. Le foie paraît indemne ; la rate est un peu
augmentée de volume et douloureuse à la palpation.

Le 1er octobre, on donne 50 centigrammes de bleu de méthylène.

2. — Le malade a un accès de moyenne intensité (38°5).

3, 4 et 5. — Le malade reste apyrétique. Il continue à prendre du bleu de méthylène.

6. — Il a cependant un léger accès (38°).

7. — Il est apyrétique.

8. — Il a un accès violent qui dure presque toute la journée. La température du matin est de 38°7, et celle du soir de
40°2. On supprime alors le bleu de méthylène et on donne
1 gramme de quinine.

9. — Apyrexie.

10. — Léger accès (37°7).

Les jours suivants, apyrexie. Le malade veut sortir le 13
octobre.

Observation XV

(Personnelle)

Fièvre intermittente de première invasion.— Insuccès du bleu de méthylène.
Guérison par la quinine.

Le nommé Q..., vingt ans, boulanger, est entré le 8 octobre à l'Hôtel-Dieu de Marseille, salle Aïllaud, numéro 4.

Ce malade a contracté des fièvres intermittentes à Aigues-mortes, où il a travaillé aux Salins et aux vendanges. Il a été atteint au bout de dix jours de séjour. Les accès survenaient tous les jours dans l'après-midi. Rate augmentée de volume. Foie normal. Le soir de son entrée, on lui donne 30 centigrammes de bleu de méthylène.

Le 9 et le 10, le malade reste apyrétique. Continuation du bleu de méthylène.

11. — Accès violent qui se renouvelle le 12 octobre.

13. — On supprime le bleu de méthylène et on donne 1 gramme de sulfate de quinine. Dans la soirée survient un accès, mais dont l'intensité est bien diminuée.

A partir du 14, le malade n'a plus d'accès.

Le malade sort guéri le 20 octobre.

Observation XVI

(Personnelle). Service de M. le professeur Laget

Fièvre intermittente de première invasion.
Succès de la quinine. — Guérison par le bleu de méthylène.

Le nommé A.... (Joseph), vingt-neuf ans, marin, entre le 1ᵉʳ juin 1894, à l'Hôtel-Dieu de Marseille, salle Aillaud, n° 33.

Père mort à soixante-huit ans de maladie inconnue ; mère vivante et bien portante.

Pas d'antécédents personnels, il a toujours été en bonne santé.

Il a contracté les fièvres à Port-Saïd, il y a une vingtaine de jours. Type quotidien.

Dès son entrée, on lui donne 0,50 centigrammes de quinine.

Le 1er et le 2 juin. — Apyrexie. Mais le 3 juin survient un accès (39°). Le 4 juin, nouvel accès (39°2). On donne alors un gramme de quinine.

5 et 6. — Apyrexie.

7. — Quoique la quinine soit continuée, apparaît encore un accès (39°5), qui se renouvelle le 9 (40°4).

10. — T.: matin, 38°6 ; soir, 38°.

11 et 12. — Apyrexie.

Malgré la continuation de la quinine, accès le 13 (39°8).

14. — (39°6). Ce jour-là on donne 0,40 centigrammes de bleu de méthylène.

15, 16, 17 et 18. — Apyrexie.

19. — Accès violent (40°8). On continue cependant le bleu de méthylène qu'on porte à la dose de 0,60 centigrammes.

Depuis lors pas d'accès. On supprime le bleu le 30 juin.

Le malade sort le 10 juillet bien portant.

CONCLUSIONS

1° Le bleu de méthylène a été introduit dans la thérapeutique de la malaria par Ehrlich en 1891 ; il a été employé depuis lors par un grand nombre de médecins, parmi lesquels nous citerons Guttmann, Thayer, Huddleston, Ferreira, etc., à l'étranger; Boinet, Trintignan, Bourdillon, etc..., en France.

2° Le bleu de méthylène est un corps chimique défini, dérivé de l'aniline et qui a des propriétés colorantes extrêmement puissantes.

3° Au point de vue physiologique, il exerce une action locale fortement irritative et action générale caractérisée surtout par la sidération des nerfs moteurs et sensitifs.

Il s'élimine par les urines qu'il colore en bleu ou en vert foncé.

Administré à dose thérapeutique, il ne détermine aucun accident sérieux.

4° Au point de vue thérapeutique, c'est un antimalarien réel.

Il fait disparaître les accès, surtout dans les fièvres intermittentes de moyenne intensité, mais il est à peu près sans action sur les autres manifestations du paludisme.

Les récidives de fièvres ainsi traitées sont rares.

5° Le bleu de méthylène paraît agir en tuant les hématozoaires décrits par Laveran.

6° Chez l'adulte, la dose quotidienne le plus fréquemment employée est de 0,50 centigrammes par prises de 0,10 centigrammes.

Les enfants présentent une tolérance très marquée pour le bleu de méthylène.

7° Il doit être ordonné par la voie gastrique sous forme de pilules ou de capsules, par doses de 0,10 centigrammes, plusieurs fois répétées dans la journée, sans se préoccuper de l'heure de l'accès.

La durée du traitement doit être d'une quinzaine de jours.

8° Le bleu de méthylène est contre-indiqué quand il détermine des vomissements incoercibles et quand les manifestations paludéennes s'accompagnent d'accidents assez sérieux pour mettre la vie du malade en danger immédiat.

9° Le bleu de méthylène a une action antimalarienne un peu moins puissante que celle de la quinine.

Il paraît moins toxique que les sels de quinine, mais il agit moins vite qu'eux.

INDEX BIBLIOGRAPHIQUE

BEYER. — Wien. med. Presse, 1891, p. 632.

BOINET et TRINTIGNAN. — Marseille médical, 1892, p. 17, et Bulletin médical, 1892, n° 46.

BOURDILLON. — Revue de médecine, 1892, p. 665-686.

COMBEMALE ET FRANÇOIS. — Société de biologie, 19 juillet 1890.

COMBEMALE. — Bulletin gén. de thérap., 30 avril 1892.

— Société de biologie, 1891 et 1892.

A. DARIER. — Société de dermatologie, 8 juin 1893.

EHRLICH. — Centralblatt f. d. med. Berlin, 1885.

EHRLICH et LIPPMANN. — Deutsche med. Woch. Leipsig, 1890, n° 23.

EHRLICH et GUTTMANN. — Berl. kl. Woch., n° 39 et 64° session des naturalistes et médecins allemands à Halle, 1891.

EINHORM. — Berl. kl. Woch., 1890, n° 18.

— Wien. med. Presse, 1890, n° 27 et 1891, p. 339.

EGASSE. — Bulletin gén. de thérap., 1891, t. CXX, p. 493.

C. FERREIRA. — Bulletin gén. de thérap., 1893, t. CXXIV, p. 488.

— Bulletin gén. de thérap., juin 1893, t. CXXV, p. 461.

GAILLARD. — Bulletin de la Soc. méd. des hôpit. de Paris, 1891.

GUTTMANN (P.). — Société médicale de Berlin, 1892.

GUTTMANN (P.), SÉNATOR et STRASSMANN. — Discussion devant la Société médicale de Berlin.

HUDDLESTON. — Analyse du Bulletin médical, 1893, n° 19.

HUGOUNENQ et ÉRAUD. — Société de biologie, 28 février 1891, p. 151.

IMMERWAHR. — Deutsche med. Woch., 1891, n° 41.

KASEM-BECK. — Semaine médicale. Paris, juillet 1893.

LAVERAN. — Société de biologie, 30 janvier 1892.

LEFLAIVE. — Bulletin médical, juillet 1892.

LINDNER. — Réunion libre des chirurg. de Berlin, 1892.

A. MARBOT. — Th. de Paris, 29 juillet 1893, n° 428.

MONCORVO. — Bulletin de thérap., 1893, t. CXXV, p. 165.

MONCORVO. — Société de thérap., de Paris, 11 janvier 1893.

MYA. — Spérimentale Firenze, 1891.

NETSCHAJEFF. — Wien. med. Presse, 1891, p. 839.

CONSTANTIN (Paul). — Société de thérap., 23 décembre 1891.

PILLIET. — Tribune médicale, 1890, p. 627.

PIOTROWSKI. — Société de biologie, juillet 1890.

G. RICHARD D'AULNAY.— Bulletin de thérap , 1893, t. CXXIV, p. 396.

RUDISH et EINHORM.— Medical Record, 1891.

STILLING. — Deutsche med. Woch., 1892, p. 205.

THAYER. — Bulletin médical, 1892, n° 49.

TISSIER. — Annales de médecine, 15 juin 1891.

WITAKER. — J. am. m. an. Chicago, 1892.

TABLE DES MATIÈRES

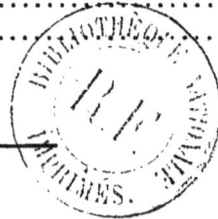

www.ingramcontent.com/pod-product-compliance
Lightning Source LLC
Chambersburg PA
CBHW050609210326
41521CB00008B/1176